中国医学救援协会心理救援分会培训教材

主编　张桂青

新型冠状病毒肺炎疫情下的
心理危机干预

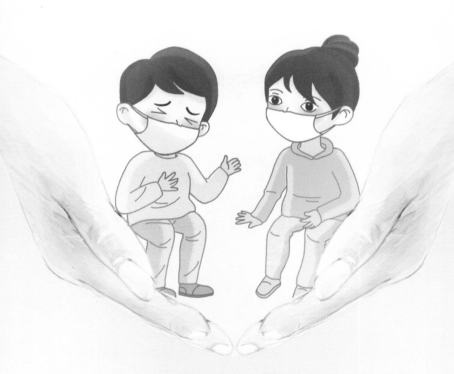

中国劳动社会保障出版社

图书在版编目（CIP）数据

新型冠状病毒肺炎疫情下的心理危机干预 / 张桂青主编. —— 北京：中国劳动社会保障出版社，2020.2

ISBN 978-7-5167-4414-7

Ⅰ．①新…　Ⅱ．①张…　Ⅲ．①日冕形病毒－病毒病－肺炎－心理干预　Ⅳ．① R395.6

中国版本图书馆 CIP 数据核字 (2020) 第 021733 号

中国劳动社会保障出版社出版发行

（北京市惠新东街 1 号　邮政编码：100029）

*

保定市中画美凯印刷有限公司印刷装订　　　新华书店经销

880 毫米 × 1230 毫米　32 开本　4.125 印张　84 千字

2020 年 2 月第 1 版　　2020 年 5 月第 4 次印刷

定价：**18.00** 元

读者服务部电话：（010）64929211/84209101/64921644

营销中心电话：（010）64962347

出版社网址：http://www.class.com.cn

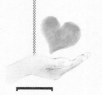

编委会

新型冠状病毒肺炎疫情下的 心 理 危 机 干 预

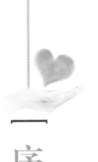

［序言］

    2020 年的春天注定在中国人心中留下一抹难忘的记忆，新型冠状病毒肺炎席卷中国大地。面对凶猛的疫情，全国人民团结一心，积极响应党中央"坚定信心，同舟共济，科学防治，精准施策"的号召，各行各业全力以赴，一场没有硝烟的战"疫"正在进行中。这是一场全民的战役，更是我们医务工作者的战役，这是我们的主战场，我们是战"疫"的主力军。这场疫情不仅给罹患者带来了躯体上的病痛，也给包括罹患者在内的全体中国人民带来了更为深远的社会和心理层面的影响。随着疫情的不断发展，随着抗击疫情工作的不断推进，越来越多的心理问题也逐渐显露出来，心理危机干预工作刻不容缓。

本书的主编张桂青教授是国内很有影响力的心理危机干预专家，她长期从事该领域的实践和研究工作，曾参与多项重大危机事件心理危机干预手册的编制、医护人员相关知识的培训及心理危机干预工作。张桂青教授有着丰富的心理危机干预的实践经验及严谨的科学态度，在本次疫情中，她也响应号召，奔赴了湖北防控疫情一线。

本书以循证医学为基础，紧扣疫情发展脉络，针对疫情中的各种心理问题精准施策，深入浅出地从心理应激反应、心理问题的评估、心理危机干预的流程等各个方面对心理危机干预治疗进行了论述，既有一线经验的总结，又有该领域研究的新进展。难能可贵的是本书中结合本次疫情中的不同案例，给出了病情分析、心理评估及心理危机干预措施；突出实践，注重实用，面向实际问题，启发了我们心理危机干预工作者的工作思路。同时，本书根据我国抗击疫情心理危机干预的实际需求，对以往书籍未涉及和需要改进的内容做了必要的补充和完善，拾遗补阙，兼收并蓄。相信本书的出版将会对疫情带来的心理问题进行心理危机干预发挥积极的指导作用，也希望这本书能成为广大心理及精神卫生工作者的工具与帮手。

长风破浪会有时，直挂云帆济沧海！让我们手拉手，肩并肩，同舟共济，科学防治，精准施策，共克时艰！打赢这场抗击新型冠状病毒肺炎疫情的阻击战！

中国医学救援协会心理救援分会会长　肖涛

2020 年 2 月

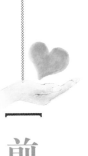

前言

　　2020 年春节，新型冠状病毒肺炎疫情暴发，全国医务人员、临床心理学与心身医学工作者不分南北与东西，无论基础与临床，全力开展了我国历史上空前规模的抗疫危机干预行动。抗击疫情一周后调查结果显示，虽然疫情重点地区的民众包括医务人员、确诊人员、疑似人员等对心理援助的需求也很高，但是相比较而言，大家对医学危机干预的实际效果的肯定程度远高于心理援助。这一结果表明，心理危机干预的效果不是短期且直观的，具有受众面广而复杂，需求量强烈而持久，影响力深入而细微的特点。因此，心理危机干预专家的另一项重要任务就是用科学的精神、态度、思维和手段，研究和探讨在新型冠病毒肺炎疫情面前，中国人呈现出的不同心理和行为状态及其变化规律，心理危机干预措施要展示出针对性、有效性、时效性，要更加符合当地的社会文化特色。

目前，从一线的情况来看，心理危机主要以病人的隔离焦虑、民众封闭在家里的预期焦虑、医生超负荷的工作压力焦虑以及公众的恐惧恐慌心理为主，所以我们的心理危机干预工作者应充分了解不同类型的人群，有针对性地实施不同的心理危机干预。在心理危机干预方式的选择上，当下最好的方式是选用电话咨询、心理热线，以及通过广播电台和微信网络等音频视频进行发热门诊、远程会诊、线上心理干预等。目前一线来电咨询的情况显示，隔离者的电话比较多，患者家属的咨询比较多，还有很大一部分是医务工作者的求助咨询。因此，目前的心理危机干预工作，应该以抗应激、减压放松为主。

在抗击疫情心理危机干预工作中，心理危机干预工作者应及时向被干预者通报新型冠状病毒肺炎疫情流行的状况，大力开展科普宣传，对于新型冠状病毒人传人的焦虑恐惧心理给予积极的防护指导，同时发挥倾听、沟通交流、陪伴共情、支持引导和人际连接功能，给予心理疏导、舒缓医疗，同时要避免过度干预。

在新型冠状病毒肺炎疫情的心理危机干预工作中，还需要心理危机干预工作者根据具体的现场情景、不同类型的人群、疫情的不同阶段，采用可接受程度高、可操作性强的个体化实用心理危机干预技术进行干预，并在心理危机干预过程中根据具体情况及时调整采用的技术。

本书主编张桂青教授是国内很有影响的心理危机干预专家，她长期从事该领域的实践和研究工作，不但有丰富的危机干预的实践经验，更有着严谨的科学态度。本书以循证医学为基础，深入浅出地详细论述了危机干预的评估、干预、治疗等方面的内容，既有一线经验的总结，又有该领域研究的新进展，有很强的科学性和临床实用性。本书注重实践，突出实用，根据我国抗击疫情心理危机干预的实际情况，从多侧面、多角度介绍了心理危机干预的最新信息，相信本书的出版将会对一线抗击新型冠状病毒肺炎有所助力，对我国应激障碍的诊治和危机干预的培训也会起到很好的推动作用。本书既可以供疫情防控一线工作人员，特别是从事精神卫生、心身医学和临床心理的医师及相关医务人员阅读参考，也是心理危机干预培训的实用教材。

　　最后，向我的同行，尤其是奋战在抗击疫情一线的同行们致敬，你们辛苦了！你们的背后还有我们，让我们手拉手，肩并肩，同舟共济，科学防治，精准施策，共同战胜疫情灾难，共同渡过难关！

中华医学会心身医学分会主任委员　吴爱勤

2020 年 2 月

新型冠状病毒肺炎疫情下的 心 理 危 机 干 预

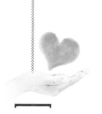

目录

新型冠状病毒肺炎疫情下的

心理危机干预

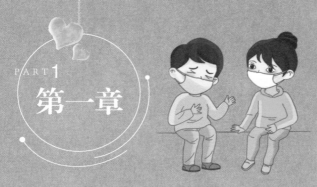

PART 1

第一章

疫情发生后的心理危机干预

新型冠状病毒肺炎（以下简称新冠肺炎）疫情暴发以来，波及的范围不断扩大，对人们的躯体健康、心理健康都产生了严重的影响。面对疫情，大部分人都会有恐慌、紧张、烦躁、焦虑、郁闷、愤怒、忧虑、悲伤等负面情绪。这些负面情绪在广大民众中不断蔓延、累积，对疫情防控的大局极为不利，因此，对这些心理问题进行干预刻不容缓。心理危机干预工作者可以通过提供心理援助和心理支持帮助大家正确面对疫情，科学调适心理，缓解心理压力，共同打赢这场疫情防控阻击战。

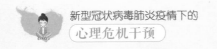

一、疫情发生后心理危机干预概述

（一）什么是心理危机

心理危机是指由于突然遭受严重灾难、重大生活事件或精神压力，使生活状况发生明显的变化，尤其是出现了用现有的生活条件和经验难以克服的困难，以致当事人陷入痛苦、不安的状态，常伴有焦虑、悲观、麻木不仁，以及植物神经紊乱症状和行为障碍。

此次新冠肺炎疫情发生后，人们的心理危机反应以恐惧、恐慌、焦虑不安更为突出。

（二）什么是心理危机干预

心理危机干预是对因受突发事件刺激而处于心理危机状态下的个体给予适当的心理援助，使其重新建立或恢复心理平衡状态，最终战胜危机重新适应生活。心理危机干预是一种对遭受挫折而具有情绪行为危机的求助者予以关怀和帮助的心理救助过程。

（三）为什么要进行心理危机干预

疫情不仅损害了人们的躯体健康，还使得人们与自己的亲人和社会关系相分离，这些都将给受灾民众带来一定的心理压力，严重影响受灾民众的心理健康，对儿童、青少年、老年人、慢性疾病患者的影响尤为突出，此时进行心理危机干预就显得尤为重要。合理有效的心理危机干预可以帮助受灾民众减轻心理压力，维护其心理健康，帮助其直面疫情，恢复正常生活。

（四）心理危机干预的时机

疫情下的心理危机干预，越早进行效果越好，最好是疫情发生后立即进行干预。

1. 急性期：疫情发生后 2 周内。

2. 危机后初期：疫情发生后 2 周至 1 个月内。

3. 危机后重建期：疫情发生 1 个月以后。

（五）心理危机干预的基本措施

1. 在疫情发生后尽快建立或重建疫情发生地区的精神卫生服务系统，为受灾群众提供包括心理危机干预在内的基本精神卫生服务。

2. 开展广泛的心理健康教育。针对不同的人群，要尽快建立切实有效的心理健康教育和心理辅导体系，为受灾人群提供心理健康教育与援助服务。

3. 在社区层面上因地制宜采取措施，对居民进行心理健康辅导，及时发现严重的心理障碍人员并将其转诊到专业机构接受治疗。

二、心理危机干预的工作要求

（一）组织领导

心理危机干预工作由各省、自治区、直辖市应对新冠肺炎疫情联防联控工作机制（领导小组、指挥部）统一领导，并提供必要的组织和经费保障。

由全国精神卫生、心理救援和心理健康相关协会、学会发动具有灾后心理危机干预经验的专家，组建心理危机干预专家组提供技术指导，在卫生健康行政部门统一协调下，有序开展紧急心理危机干预和心理援助工作。

（二）基本原则

1. 将心理危机干预纳入疫情防控整体部署，以减轻疫情所致的心理伤害、促进社会稳定为前提，根据疫情防控工作的推进情况，及时调整心理危机干预工作的重点。

2. 针对不同人群实施分类干预，严格保护受助者的个人隐私。实施帮助者和受助者均应注意避免再次创伤。

（三）制定干预方案

1. 目的

（1）为受影响人群提供心理健康服务。

（2）为有需要的人群提供心理危机干预。

（3）积极预防、减缓和尽量控制疫情的心理社会影响。

（4）继续做好严重精神障碍患者的管理、治疗工作。

2. 工作内容

（1）了解受疫情影响的各类人群的心理健康状况，根据所掌握的信息，及时识别高危人群，避免极端事件的发生，如自杀、冲动行为等。发现可能出现的群体心理危机苗头，及时向疫情联防联控工作机制（领导小组、指挥部）报告，并提供可行的解决方案。

（2）综合应用各类心理危机干预技术，并与宣传教育相结合，提供心理健康服务。

（3）培训和支持社会组织开展心理健康服务。

（4）做好居家严重精神障碍患者的管理、治疗和社区照护工作。

3. 确定目标人群级别和数量

新冠肺炎疫情影响人群分为四级。干预重点应当从第一级人群开始，逐步扩展。一般性宣传教育要覆盖到四级人群。

第一级人群：新冠肺炎确诊患者（住院治疗的重症及以上患者）、疫情防控一线医护人员、疾控人员和管理人员等。

第二级人群：集中隔离的轻症患者（密切接触者、疑似患者），到医院就诊的发热患者。

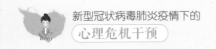

第三级人群：与第一级、第二级人群有关的人，如家属、同事、朋友，参加疫情应对的后方救援者，如现场指挥人员、组织管理人员、志愿者等。

第四级人群：受疫情防控措施影响的疫情发生地区的相关人群、易感人群、普通民众。

在进行心理危机干预之前应了解清楚每一级的人群数量。

4. 目标人群评估、制订分类干预计划

评估目标人群的心理健康状况，及时识别区分高危人群、普通人群。对高危人群开展心理危机干预，对普通人群开展心理健康教育。

5. 制订工作时间表

根据目标人群范围、数量以及心理危机干预人员数量，安排工作，制订工作时间表。

（四）组建队伍

1. 心理救援医疗队

可单独组队或者与综合医疗队混合编队。人员以精神科医生为主，可有临床心理工作人员和精神科护士参加。有心理危机干预经验的人员优先入选。

单独组队时，应配队长 1 名，并指派 1 名联络员负责团队后勤保障及与各方面联系工作。

2. 心理援助热线队伍

以接受过心理热线培训的心理健康工作者和有突发公共事件心理危机干预经验的志愿者为主。在上岗之前，应当接受新冠肺炎疫情应对心理援助培训，并组织专家对热线工作人员提供督导。

（五）工作方式

1. 由精神卫生、心理健康专家及时结合疫情发展和人群心理状况进行评估，为疫情联防联控工作机制（领导小组、指挥部）提供决策建议和咨询，为实施心理危机干预的工作人员提供专业培训与督导，为民众提供心理健康宣传教育。

2. 充分发挥"健康中国"、"12320"、省级健康平台、现有心理危机干预热线和网络通信手段的作用，统筹组织心理工作者轮值，提供 7×24 小时在线服务，及时为第三级、第四级人群提供实时心理支持，并对第一级、第二级人群提供补充的心理援助服务。

3. 广泛动员社会力量，根据受疫情影响的各类人群的需求和实际困难提供社会支持。

（六）工作要求

1. 与被干预者进行会谈时，心理危机干预工作者要主动向被干预者介绍自己的姓名、工作目的和治疗意义，让被干预者了解心理危机干预工作者及其工作的方式和性质。心理危机干预工作者要注意采取积极的态度，主要是向被干预者表达问候和关心，而不是简单地询问被干预者有什么心理问题。

2. 所有的心理会谈，必须得到被干预者的同意后方可进行。心理危机干预工作者禁止在被干预者不同意的情况下，强行要求与被干预者进行心理会谈。

3. 心理危机干预工作者应定期主动巡视被干预者，评估被干预者的基本心理状况，进行初步筛查，以便及时发现具有明显心理问题的被干预者，并将其作为重点救助对象。

4. 被干预者一旦被确定为心理救助对象，要固定地由 1 名心理危机干预工作者与被干预者建立稳定持久的治疗关系，进行连续、系统的心理救助。

5. 对于筛查出的重点对象，要进行连续、系统的心理治疗会谈，心理危机干预工作者要保证会谈次数不少于 6 次，会谈频次一般为每周 1~3 次。

6. 每次心理会谈的时间，一般为 15~30 分钟，视被干预者的具体情况而决定，一般不应超过 50 分钟。

7. 每次会谈结束时，要与被干预者明确约定下次会谈时间。

8. 心理危机干预工作者对于重点帮助的被干预者，要建立心理治疗档案，记录被干预者的一般人口学资料，简要记录被干预者的主要心理问题、心理会谈次数和每次的心理会谈要点等。

9. 至少由 3 个人组成 1 个工作小组，其中应包含 1 名具有心理危机干预经验的资深心理危机干预工作者，根据被干预者的具体情况，在整体策略下制定个体的心理治疗方案。

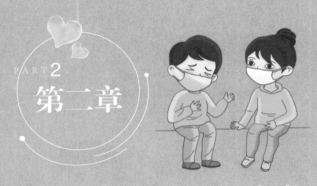

PART 2

第二章

疫情发生后的心理应激反应

　　新冠肺炎疫情是一场突如其来的灾难，这场疫情从武汉暴发而后蔓延至全国。新型冠状病毒的高度传染性给民众带来了不同程度的紧张情绪，药店、超市的各种口罩、消毒液都成了紧俏商品，朋友圈也被"新型冠状病毒"这 6 个字刷屏。持续存在的疫情，不仅威胁着民众的身体健康，也侵蚀着民众的心理健康。不断扩大的疫情、不断攀升的确诊病例和疑似病例的数量以及关于疫情的各种相关信息加剧了民众内心的恐慌，使大家惴惴不安。心理危机干预工作者在进行心理危机干预之前，要了解民众在疫情发生后会出现的常见心理应激反应和严重心理应激反应，有针对性地做好心理危机干预工作。

一、疫情发生后常见的心理应激反应

（一）普通大众的心理应激反应

1. 生理反应

出现轻微的胸闷、气短、胸痛、食欲下降、腹胀、腹部不适、腹泻、尿频、出汗、肌肉紧张、发抖、全身乏力，有时会出现头痛、心慌、心悸等。睡眠差，表现为入睡困难，睡眠浅，早醒、多梦且为噩梦。甚至出现心率加快、血压升高和体温升高等。

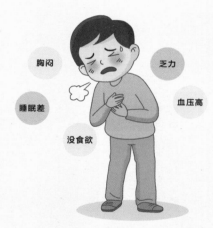

胸闷　乏力　睡眠差　血压高　没食欲

2. 心理行为反应

（1）认知。对身体的各种感觉与变化特别关注，如对别人、对自己是否戴口罩，是否咳嗽等行为或症状会特别在意。将身体的各种不适与疫情相联系。甚至会变得注意力不集中，记忆力下降。

（2）情绪。出现不同程度的对疫情过度紧张、焦虑、恐惧，担心疫情无法控制，变得易烦躁、易激惹。对疫情相关的"负面"信息感到生气和愤怒。

（3）行为。过于刻意回避一些信息或者场景，反复去查看疫情进展的消息，反复测量体温，对于相互支持性的活动或其他社交活动明显减少。手机刷屏行为明显增加，生活懒散，懒言少语，做事变得冲动、莽撞，手足无措或者坐立不安等。

（二）隔离患者的心理应激反应

1. 生理反应

既往有呼吸道、消化道等疾病的患者在患新冠肺炎之后症状会加重，表现出与肺部感染严重程度不符的阵阵胸闷、气促、失眠、食欲不振等。

2. 心理行为反应

（1）认知。灾难化的意识可能特别重。认为生病是老天不公平，这样的传染病为什么会降临到自己身上。将工作人员正常的行为看作是针对自己，变得敏感多疑，容易较真。有的人会过度自责，认为是自己的错误行为导致了生病和被隔离。反复想不恰当的问题和事情，思考力缓慢，记忆力下降，注意力不集中，少数人甚至会否认自己患病。

（2）情绪。对突然到来的人身自由被限制抱怨，感到恐慌、紧张、不知所措。对健康、家庭、财产、工作和未来等过于担心。害怕死亡，感到沮丧，孤独，有被抛弃感。

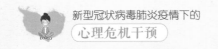

（3）行为。有些人会反复洗手，挑剔周围的环境卫生；有些人会拒绝或反复要求进行医学检查，反复确认自身是否安全，挑剔病友或医务人员的行为；有些人会拒绝服用某些药物或要求使用某些药物；有些人会拒绝在病房内活动；有些人会变得过于依赖家人和医护人员；有些人会因为一点小事而采取冲动过激行为。

（三）未成年人的心理应激反应

不同年龄阶段的未成年人对疫情的反应不尽相同，下面对婴幼儿、儿童及青少年的心理应激反应加以描述。

1. 婴幼儿（0~6 岁）

年龄越低婴幼儿对疫情的理解越不深刻，疫情本身对他们的心理影响不大，但是如果主要抚养人或照料者因病隔离，或家长和周围的人表现出过度的焦虑，部分婴幼儿也会出现焦虑反应。婴幼儿的焦虑可能表现为：作息混乱，食欲

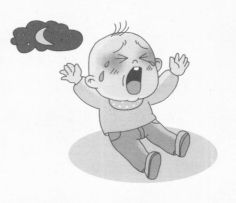

变差；特别黏人或冷漠，哭闹不止，重复的动作（如吸吮）和发育倒退（在分离焦虑的案例中，常常见到幼儿语言的倒退，原本可以说 10 个字的句子，变为只能说单字、叠字等；本来会自己管理大小便的幼儿变得频繁尿床、尿裤子等）。

2. 儿童（6~12 岁）

儿童对疫情有了一定的理解。同样，与疫情的距离决定了儿童的反应。往往儿童不会主动寻求疫情的信息，但如果主要抚养人或照料者因病隔离，或家长和周围的人表现出过度的焦虑，儿童往往也会焦虑。儿童的焦虑表现形式多样，如过度担心自己和家人的健康，脆弱、容易哭泣，莫名的烦躁、易激惹，反复地洗手，什么都不敢摸、不敢碰，睡眠变差，主要表现为入睡困难、容易惊醒等。

3. 青少年（12 岁以上）

年龄越大的青少年应激反应越接近成人，可以参见普通大众的心理应激反应。但需要注意的是青少年处在学业压力最大的阶段，不要忽视青少年对学业的担忧。

同时也请家长注意，并非所有孩子面对疫情都会表现出强烈的情绪反应，大部分孩子可以维持正常的状态。年龄越小的孩子越容易受到父母和成年家庭成员应激反应的影响而出现相应的情绪、行为变化。因此，家长对疫情的态度和身心稳定的状态，是帮助孩子平稳度过疫情的基础。

（四）疫情一线医务人员的心理应激反应

1. 生理反应

投入到抗击疫情的工作中持久工作会使体能下降、身心疲劳，出现头晕、头痛，呼吸困难，腹痛、腹胀等；因休息与睡眠不足而产生困倦、瞌睡；因紧张不安担心被感染而难以入眠或睡眠浅、早

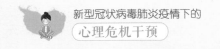
醒；因着防护服工作期间不能进水进食而口渴、饥饿；因长久戴口罩而造成面部压伤，因着防护服而发热、出汗。

2. 心理行为反应

（1）认知。责任感和使命感意识突出，认为自己能够救治更多的患者而不愿意休息，总想把更多的时间和精力投入到工作中。认为自己帮不了受感染的人，而怀疑自己的职业选择。认为自己作为医生、护士本可以做得更好、更多，而怀疑自己是否已经尽最大的努力工作，对无力救治重症患者而怀疑自己的技术水平与能力。

（2）情绪。紧张、焦虑，担心患者的疾病不能被治愈，担心自己被感染，担心家人挂念自己。过于为患者悲伤、忧郁、委屈、压抑，面对患者死亡的挫败感或无力感而自责、无助、内疚和羞耻。因心力交瘁、精疲力尽而感到生气、愤怒，感到不够安全。

（3）行为。与他人交流减少或不畅，情感反应变得迟钝或易激惹、冲动，久之对自己经历的疫情感到麻木与困惑。集中注意力和决策困难，缺乏耐心，与他人关系紧张。随着确诊病例的增加，治愈病人的增幅缓慢而对疫情防控失去信心，对他人失去信任感。

二、疫情发生后严重的心理应激反应

有些人在经历疫情和救助他人的过程中消耗了大量体力，精神处于崩溃边缘，可表现为：

1. 凭空听见有人叫自己的名字、与自己说话或者命令自己做事（如脱掉衣服、丢弃财物）。

2. 凭空怀疑周围的人都是新型冠状病毒的感染者，要传染到自己，因此十分害怕恐惧。

3. 感觉周围事物变得不清晰、不真实，好像在梦中一样，走到危险的地方也没有察觉。

4. 睡不着觉，吃不下饭，被感染者的场景不断在脑海中闪现。

5. 听到与疫情相关的消息时就沮丧不已或惊恐不安。

上述急性心理应激反应一般在疫情发生后会逐渐出现，大多数人在疫情解除后会明显缓解。但少数人如果没有得到及时有效的心理危机干预，会延续数月、数年，表现为"创伤后应激障碍"。即使事过境迁，他们仍会睹物思人、触景生情，灾难片段在脑海中、梦中反复闪现，甚至不愿在原来的环境中生活，不愿与人交往。这类人员应尽早向精神科医生或心理科医生求助，或者到心理危机干预机构接受专业的帮助。

新型冠状病毒肺炎疫情下的 心 理 危 机 干 预

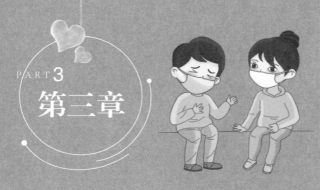

PART 3

第三章

疫情发生后心理问题的评估

新冠肺炎疫情发生后的心理评估不同于其他突发重大公共卫生事件的评估，它评估的是严重的传染病暴发事件后导致个体产生的心理应激反应。评估的主要目的是进行心理危机干预、制订诊断与治疗计划。

在传染病事件发生后，应及时根据事件的影响程度，结合不同人群的危险影响因素，对被干预者的生理、心理、社会状态以及应对方式进行全面评估。

评估的第一步是要确定被干预者的生命状况，第二步是了解其心理的稳定性和耐受性，最后一步是评估创伤事件暴露经历，包括事件本身以及事件发生的范围和发生的频率。评估被干预者的生命状况、心理稳定性和耐受性及对进一步评估和治疗的准备状态是非常关键的。评估被干预者的心理状况时可将临床检查与访谈和心理测验量表结合起来使用。

一、临床体格检查与访谈评估

（一）生命状况的评估

无论在任何与应急事件相关的情况下，评估的首要任务都应聚焦于被干预者是否处于丧失生命或身体完整性，抑或伤害他人的危险之中。包括在当前情况下评估被干预者是否处于医学稳定状态，在未来情况下被干预者是否会长期处于不稳定的危险状态下等。通常来讲，评估有以下几个层次：

(1)被干预者是否有急性死亡的危险（如呼吸困难、窒息等），或处在其他主要脏器功能的衰竭危险中。

(2)被干预者是否丧失了（如因重度感染、脑损伤或谵妄、严重精神病）照料自身安全（如上街、获得食物和庇护所）的能力。

(3)被干预者是否实施过自杀。

(4)被干预者对他人是否有危险（如攻击和伤害别人），特别是当被干预者拥有攻击性的工具（如能够伤人的器具）时。

(5)被干预者当前的社会心理环境是否是安全的（如是否受到歧视、责备、虐待或剥削）。

　　当发现有上述问题的时候，心理危机干预的首要目标是保证被干预者和相关人员的身体安全，通常的处理是将被干预者转介或分配到医学和精神病学急诊、公安机关或社会服务机构中。只要有可能，要通知能起到支持作用的、情感困扰较少的家庭成员、朋友或其他人，并请其参与进来。在处理过程中，他们能够对心理危机干预工作者提供帮助也是非常重要的。

（二）心理稳定性和耐受性评估

　　心理稳定性非常重要。一个常见的错误是在没有首先评估被干预者心理稳态水平的情况下就立即评估其心理症状或障碍。刚刚经历过传染病接触的人，在被评估时可能还处在危机的状态中，有些人处在心理紊乱状态，不管是对心理危机干预工作者的询问还是干预，他们都不能完全理解当前的情景。在这种情况下，对一些人来说，心理评估会挑战他们脆弱的心理平衡，导致无法得到正确的评估结果。因此，对被干预者进行心理健康评估的第一步是要对他们的心理稳定性进行评估。当发现被干预者处在心理崩溃或认知紊乱的情况下时，心理危机干预工作者在进一步更细致的评估之前，需要先提供稳定化的干预，包括再保证、心理支持、减少环境刺激水平等。

　　一些被干预者在经历灾难性事件之后尽管表面上看起来还是稳定的，但他们可能在接受有关灾难事件的一般性询问时表现出严重的痛苦、高焦虑、侵袭性创伤后症状或突然爆发的愤怒。这些反应被称为"激活反应"，会导致一种强烈的常常是侵袭性的、创伤性的心理状态，这种状态被创伤事件的线索作为扳机激发。尽管一定

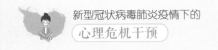

水平的激发是正常的，但如果被干预者没有足够的能力来调整自己的痛苦的话，与评估相关的激活反应会导致其心理状态的不稳定。

因此，非常重要的一点就是在同被干预者讨论创伤问题时要评估其耐受的程度，并使评估本身不会导致过度的"再创伤"。如果发现可能引起过度的激活反应，那么心理危机干预工作者至少应暂停询问有关问题或暂停讨论创伤性材料。但是，在做出回避与被干预者讨论创伤的决定之前，要非常小心，因为讨论创伤记忆对被干预者常常是有帮助的，而对评估来说也是必需的。由于有再创伤的危险，所以只有在确认被干预者当前的安全、心理稳定性和有能力讨论创伤性材料之后，才能开始常规的创伤评估。如果没有充分评估这些前提条件则可能导致不希望发生的结果，轻则使被干预者感到痛苦，重则在一些个案中会造成情绪伤害。

（三）评估创伤暴露经历

心理危机干预工作者一旦有充分的依据认为被干预者是安全并有一定耐受力的，就可以开始对特定的创伤暴露经历及其反应进行访谈了。

在治疗个案中，心理危机干预工作者会从询问创伤事件开始，包括询问创伤的性质及特征（如严重程度、过程、频率、生命状况的水平）。之所以在询问创伤的效应之前先询问创伤暴露经历，是因为先问事件，再问事件的结果比较有逻辑。但是在有些案例中，急性心理状态非常明显，因此关注被干预者的心理状态远比关注这种状态由何而来更为重要。

人们通常认为创伤的被干预者很容易暴露导致他们来寻求治疗的创伤事件，但事实并非总是如此。实际上，一些被干预者因为感到窘迫，希望避免激活创伤记忆，心理危机干预工作者自己也会回避这样的信息。除非直接询问，否则很多被干预者很不愿意自发地、详细地或大量地报告创伤事件的信息。

不管被干预者有没有这样的叙述，创伤的历史应该成为完整的心理健康评估的一部分。被干预者接受治疗时常常会以一种痛苦症状作为主诉，如抑郁、自杀、广泛性焦虑或不能解释的惊恐发作，这些症状并不是创伤的典型症状。在这类个案中，评估创伤暴露经历的可能性之前，心理危机干预工作者可以先和被干预者探索促使他们来求治的症状，使被干预者形成对评估者信任和友好的第一感觉。否则，直接回答创伤经历的问题会让被干预者感到突兀。

很多被干预者在回答有关经历被病毒感染的历史问题时会感到窘迫并做出防御，尤其是心理危机干预工作者认为他现在的应激反应可能与既往的经历有关时，被干预者可能会问："你为什么要知道这些？""你是对我的个人隐私感兴趣吗？"人际伤害的被干预者因为被他人反复伤害和欺骗，所以可能特别不愿意和第一次见面的评估者分享隐私细节。即便是那些以特殊的急性创伤事件或过去创伤事件为主诉的被干预者，在被询问历史时也会存在障碍。例如，新冠肺炎疑似感染者的主诉为急性焦虑反应，但可能不想回答童年时期曾被虐待的问题，因为他们感到这些与目前的情况无关。

（四）评估感染暴露经历的流程与注意事项

1. 在激活反应发生之前，评估者要与被干预者建立基本水平的信任和友好的关系。

2. 以一种共情和非判断的方式询问被干预者问题。

3. 心理危机干预工作者要以一种放松舒服的方式讨论被干预者被感染的经历及治疗的细节。感受到受歧视的被干预者会对评估者的声音和身体语言都特别敏感。例如，如果被干预者觉得评估者会对某些资料感到沮丧或者难以理解的话，被干预者就会避免报告这些糟糕的经历。

4. 要牢记，心理创伤是非常个人化的，被干预者可能对耻辱感到害怕。在聚焦创伤的访谈中，被干预者可能会暴露从没有和任何其他人说过的信息。心理危机干预工作者要牢记这种可能性，并且对这种暴露给予明显的支持。

5. 要注意暴露创伤历史可能引发强烈的感受，包括羞耻、窘迫和愤怒。被干预者的反应可能是各种各样的，有些人哭泣，有些人表现得激动和焦虑，有些人可能会退缩，还有一些人可能变得易激惹，甚至对心理危机干预工作者怀有敌意。在这种情况下，温和的支持及对被干预者感受的肯定将是特别重要的。

6. 必要时重复评估。一些被干预者在初次评估中可能无法暴露与创伤相关的信息，但也许此后在他们对心理危机干预工作者和治疗过程感到更轻松时就可以了。

7. 有些心理危机干预工作者发现，在评估灾难经历时，以一种开放的、结构化、支持性和非判断的方式呈现问题会有帮助。这种开放式陈述的例子包括：

（1）"如果可以的话，我想问你一些关于你过去经历的问题。这些问题我会问每一个希望我帮助的人，这样我就可以对你所经历的事情有更好的把握。"

（2）"我想问你一些关于你过去经历的问题。无论何时如果你感到不舒服的话，请告诉我，好吗？"

（3）"有些时候，人们过去的经历会影响到现在的感受，如你经历过的 SARS。如果可以的话，我想问你一些关于你过去经历过的事情。"

8. 对于那些不愿意去讨论人际关系信息的被干预者，可以在评估医学病史的同时收集其经历灾难的历史信息。将提问正常化，并且和其他内容放在一起作为一项常规的工作，使得问题看起来既是必要的也是非治疗性的。在这种情况下的提问流程可以采用下列模式：

（1）"你既往患有什么慢性疾病吗？"

（2）"你正在服用某种药物吗？"

（3）"你现在身体有什么不舒服吗？"

（4）"你有什么过敏反应需要治疗吗？"

（5）"你经历过灾难吗？比如火灾、地震或洪水。灾难中你受伤了吗？你因此接受过治疗吗？"

（6）"你头部受过伤吗？你失去过意识吗？你因此接受过治疗吗？"

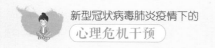

9. 对那些愿意讨论家庭和人际关系的被干预者，提问流程可采用不同的模式：

"你是在哪里长大的？"

"你的童年过得怎样？"

"你和谁一起长大？"

"当你是一个孩子的时候，你们家是什么样的？"

"当时你父母都在家吗？"

"小时候，你在家里曾经目击过任何暴力行为吗？"

"小时候，你是怎样被惩罚的？"

"小时候，有人虐待你吗？"

接下来可以询问关于童年创伤细节问题：

"你遭遇过车祸吗？受伤了吗？你因此接受过治疗吗？"

"你成年以后曾经被人攻击过吗？那时你多大？受伤了吗？事后你因此接受过治疗吗？"

接下来可以询问其他成年创伤问题。假定在非正式的评估访谈中，可能会存在一些潜在的被干预者不愿意报告创伤经历，因而有些创伤存在被忽视的可能，所以心理危机干预工作者最好在评估访谈中带着一份事先设定好的创伤清单来进行创伤评估。结构化的方法不但使得创伤暴露经历能够被正式地评估，而且会使所有相关的创伤类型都被评估到。

二、简单的自我评估

可以通过以下常见量表对自己的心理状况进行自我评估。

（一）广泛性焦虑量表（Generalized Anxiety Disorder 7-item，GAD-7）

1. 评分等级

GAD-7 量表为最近两周的 7 个项目自评量表，有 4 级评分，0 分（完全没有），1 分（有时有），2 分（一半以上时间有），3 分（几乎每天都有）。

2. 判断标准

总分为 21 分。小于 5 分为不存在焦虑症状；大于等于 5 分为存在焦虑症状，其中 5~9 分为轻度焦虑倾向，10~13 分为中度焦虑倾向，大于等于 14 分为重度焦虑倾向。

3. 问卷题目

（1）感觉紧张、焦虑或急切。

（2）不能停止或控制担忧。

（3）对各种各样的事情担忧过多。

（4）很难放松下来。

（5）由于不安而无法静坐。

（6）变得容易烦躁或急躁。

（7）感到害怕，似乎将有可怕的事情发生。

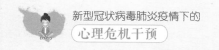

（二）患者健康问卷（Patient Health Questionnaire 9-item, PHQ-9）

1. 评分等级

PHQ-9 量表为最近两周的 9 个项目自评量表，有 4 级评分，0 分（完全没有），1 分（有时有），2 分（一半以上时间有），3 分（几乎每天）。

2. 判断标准

PHQ-9 得分越高表示抑郁症状越严重，总分小于 5 分为不存在抑郁症状；大于等于 5 分为存在抑郁症状，其中 5~9 分为轻度抑郁倾向，10~14 分为中度抑郁倾向，15~19 分为中重度抑郁倾向、20~27 分为重度抑郁倾向。

3. 问卷题目

（1）做什么事都没兴趣，没意思。

（2）感到心情低落，抑郁，没希望。

（3）入睡困难，总是醒着或者睡得太多，嗜睡。

（4）感觉疲倦或没有活力。

（5）胃口不好或吃得太多。

（6）自己对自己不满，觉得自己是个失败者，或者让家人丢脸了。

（7）无法集中精力，即便是读报纸或看电视时。

（8）行动或说话缓慢到引起人们的注意，或刚好相反，坐卧不宁。

（9）有轻生的念头，或想怎样伤害自己一下。

（三）压力知觉量表（The 10-item Perceived Stress Scale, PSS-10）

1. 评分等级

压力知觉量表又叫应激反应量表，用来评估个体自身感受到的生活中难以控制、难以预测或超负荷的情况。该问卷反映近一个月的情况，共 10 个项目，有五级评分，0 分（从来没有），1 分（偶尔），2 分（有时），3 分（时常）到 4 分（非常常见）。

2. 判断标准

PSS-10 得分为各项目得分的总和 (0~40 分)，分数越高提示感受的压力水平越高。

3. 问卷题目

（1）在过去的一个月里，你有多少次因为意外发生的事情而感到心烦意乱？

（2）在过去的一个月里，你有多少次感到无法掌控生活中重要的事情？

（3）在过去的一个月里，你有多少次感到紧张或"快被压垮了"？

（4）在过去的一个月里，你有多少次对自己处理个人问题的能力感到有信心？

（5）在过去的一个月里，你有多少次感到事情的发展和你预料的一样？

（6）在过去的一个月里，你有多少次发现自己无法应付那些你必须去做的事情？

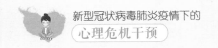

（7）在过去的一个月里，对于日常生活中容易惹人生气的小事，你有多少次能控制自己的情绪？

（8）在过去的一个月里，你有多少次感到处理事情得心应手（事情都在你的控制之中）？

（9）在过去的一个月里，你有多少次因为一些超出自己控制能力的事情而感到愤怒？

（10）在过去的一个月里，你有多少次感到问题堆积如山，已经无法解决？

除了简单的自评，对于一些心理症状反应明显的人，我们还应该给予更加专业的心理评估。

三、创伤后应激障碍的评估量表

采用心理测验量表进行评估可以帮助心理危机干预工作者评估最常见的灾难创伤暴露经历形式，了解被干预者对这些创伤的主观困扰，在评估中心理危机干预工作者应流露出一种自然的态度，访谈的过程应该是支持性的、非耻辱的，通过这种方式询问创伤，常常可以得到更全面和完整的创伤史、创伤反应及症状。

创伤后应激障碍的评估量表这些年来发展迅速，从以往文献来看，评估创伤后应激障碍主要通过访谈和量表两种评估方式，访谈也都是采用量表的结构化形式，而量表又分为简易筛选、评估和自评量表，目前常见的量表有：

1. 临床医师专用创伤后应激障碍量表，DSM-5 修订版（Clinician-Administered PTSD Scale for DSM-5，CAPS-5）。

2. 创伤后应激障碍检测表，DSM-5 修订版（PTSD Checklist for DSM-5，PCL-5）。

3. 生活事件测查表，DSM-5 修订版（Life Events Checklist for DSM-5，LEC-5）。

4. 简明创伤后障碍访谈（Brief Interviews for Posttraumatic Disorder，BIPD）。

5. 事件影响量表 - 修订版（The Impact of Event Scale - Revised，IES-R）。

6. 创伤后应激的宾思量表（Penn Inventory for Post-traumatic Stress）。

7. 创伤后诊断量表（Post-traumatic Diagnosis Scale，PDS）。

8. 创伤后应激障碍检测表（PTSD Checklist，PCL）。

9. 创伤症状问卷—第二版（Trauma Symptom Inventory，Second Edition，TSI-2）。

10. 结构化临床访谈表（Structured Clinical Interview for DSM-IV-R Axis I Disorders，SCID-I）。

11. 创伤后应激障碍症状访谈量表（PTSD Symptom Scale Interview，PSS-I）。

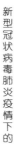

新型冠状病毒肺炎疫情下的 心 理 危 机 干 预

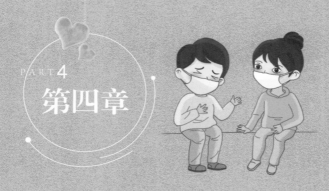

PART 4

第四章

疫情发生后不同人群的心理干预

新冠肺炎疫情发生后，心理危机干预工作凸显出其重要意义。一是疫情的传染性和致死性很容易造成大众的恐慌心理，潜伏期和感染发病的不确定性又可能使接触者产生焦虑反应，突发危险信息如武汉封城、500余万人离开武汉、全国若干省区市启动一级响应纷至沓来，也会引起大众的恐慌和应激反应；二是相似症状，如普通感冒、流感等疾病也可能会跟新冠肺炎的症状相似，从而使大众产生疑虑和恐惧，从而更加焦虑不安；三是新冠肺炎患者门诊及住院后可能引发应激状态；四是一线医护人员在冒着被感染风险的情况下，面对巨大的工作量及医疗物资短缺等情况可能会产生应激反应。这些情况都要求疫情发生后心理危机干预工作应具有针对性，针对不同的人群、不同的心理状态及反应特点实施不同的心理危机干预措施。

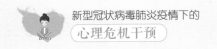

一、对隔离患者的心理干预

提到新冠肺炎疫情，就不能不提到"隔离"。"隔离"是传染性疾病治疗和管理中最常见且有效的方法之一，也是历次传染病疫情中无法回避的热门话题。但对普通人而言，"隔离"并不寻常，因为任何人面对一个陌生且不确定的环境，都可能因自我环境控制力被限制而产生不满情绪，也可能因空间封闭、孤立无援而扩大自身的恐惧感。其实"隔离"并不可怕，要让患者认识到，"隔离"并不是阻断他们与外界的交往，而是要彻底切断传染性病毒的蔓延和扩散，要正确地面对"隔离"。

（一）患者在隔离治疗初期的心理干预

1. 心理应激反应

患者在隔离初期往往会产生麻木、否认、愤怒、恐惧、焦虑、抑郁、失望、抱怨、失眠或攻击等应激反应和变化。

2. 心理干预原则

此时应以支持、安慰为主。应宽容、友好地对待患者，稳定其情绪，及早评估其自杀、自伤、攻击的风险程度。

3. 心理干预措施

（1）理解患者现在正经历的所有情绪都是正常的。患者感受到的恐惧、恐慌和焦虑等情绪，正是其面对疫情的真实感受，它可以帮助患者及时发现和应对威胁，保护自己。因此，无论现在患者的感受是什么，只要在可控的范围内，能够以平常心看待自己的各种情绪变化，都可视为正常。但如果患者的情绪已达到焦虑发作的程度，就需要请心理危机干预工作者进行帮助了。

（2）在理解患者的前提下，给予心理危机干预。要及时评估自杀、自伤、攻击的风险程度，提供正面心理支持。必要时需请精神科或心理科的医生会诊。

（3）向患者强调，采取隔离手段不仅是为了更好地观察治疗患者，也是保护其亲人、维护社会公共安全的必要措施。同时要向其讲解目前治疗的要点和干预的有效性。

（二）患者在隔离治疗期的心理干预

1. 心理应激反应

患者在隔离治疗期可能会出现孤独、恐惧心理，而不配合或放弃治疗，也可能出现期望值过高或过于乐观的心理应激反应。

2. 心理干预原则

应积极协助患者加强信息沟通，必要时请精神科或心理科医生会诊。

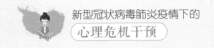
3. 心理干预措施

（1）根据患者能接受的程度，客观如实地交代病情和外界疫情状况。

（2）协助患者与外界亲人沟通，或转达亲人的信息。

（3）鼓励患者积极配合治疗。告诉患者任何治疗都有一个过程，需要科学的方法和步骤。要告诉患者针对这次的疫情，我们会有更多办法，有更强的战斗力，随着中央应对新型冠状病毒肺炎疫情工作领导小组的成立，随着各级党委、政府对新冠肺炎疫情防控力度的加大，随着更多医护人员投入到对疫情的战斗中，全国上下一心，众志成城，科学防治，相信一个阶段后，能够把疫情蔓延的势头遏制住，病毒终究会被击败。可以举曾经发生过的疫情被战胜的例子，增强患者战胜疾病的信心。

（4）尽量使环境适宜患者的治疗。

（5）当患者出现过激情绪和行为时，可以请精神科或心理科医生会诊。

（三）患者在隔离治疗危重期的心理干预

1. 心理应激反应

在病情加重、有生命危险如出现呼吸困难、窒息时，一些患者会出现极度不安、表达困难等情况，可能产生濒死感，出现恐慌、绝望等不良心态。

2. 心理干预原则

安抚患者，使患者保持镇静，加强与患者的情感交流，积极向其传递治疗有效、症状缓解的信息，增强患者对治疗的信心。

3. 心理干预措施

对这个阶段的患者需要加强心理干预措施等级，即在镇定、安抚患者的同时，要加强对其原发病的治疗，减轻其症状，维持患者生命体征的平稳。坚定的信心能够增强患者的机体免疫力，因此要让患者相信，通过治疗他们的症状会减轻，要不断激励患者，增加他们战胜疾病的信心和勇气。

（四）医院隔离轻症患者的心理干预

1. 心理应激反应

这部分患者容易产生恐慌、不安、孤独、无助、压抑、抑郁、悲观、愤怒、紧张等情绪，以及因被他人疏远产生的压力、委屈、病耻感或对疾病不重视等不良心态。

2. 心理干预原则

这个阶段主要是帮助患者调整心态，积极沟通信息，若患者出现悲观绝望的情绪反应时，可请精神科或心理科医生会诊。

3. 心理干预措施

（1）协助患者获取真实可靠的信息与知识，告诉他们不要盲目相信不准确的消息，更不能轻信谣言，要相信科学，相信医学权威资料。

（2）鼓励患者规律作息、健康饮食、加强锻炼。

（3）劝导患者接纳隔离的处境，学习和了解自己的情绪反应，寻找逆境中的积极意义。

（4）鼓励患者寻求社会及家庭的支持来应对压力。

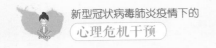
（5）鼓励患者采用心理援助热线或在线心理干预的方式来寻求帮助。

（五）疑似患者隔离时的心理干预

1. 心理应激反应

疑似患者隔离时容易产生侥幸心理或躲避治疗的情况，他们怕被歧视，存在焦躁或寻求过度医治等应激反应。

2. 心理干预原则

要对疑似患者及时开展宣传教育工作，引导其做好正确防护。要让疑似患者服从大局，服从安排，减少对家庭、对社会的压力。

3. 心理干预措施

（1）对患者进行政策方面的传递，让患者明确了解防疫方面的规定和要求，密切观察患者情况，以便及早救治。

（2）引导患者认识到，为人为己都应采取必要的防护措施。

（3）引导患者服从防疫规定，按照要求报告个人的身体情况。

（4）鼓励患者使用减压行为减少应激。例如，在隔离期间，给自己制作一份作息时间表，区分出休息时段、娱乐时段、活动时段、进餐时段等，每日规律生活。稳定感对于应对未知感非常重要。

二、对与病人密切接触者未进行
隔离前的心理干预

1. 心理应激反应

可能会出现躲避、焦虑不安、惶惶不可终日的反应，他们担心自己被感染，对医疗有过度期待；或者可能会出现过度勇敢无畏、拒绝防护、放弃隔离观察等反应。

2. 心理干预原则

对其进行正确的宣传教育，以积极的方式与其交流，鼓励其接受现实，并给予安慰。

3. 心理干预措施

（1）鼓励接触者为人为己都应主动进行自我隔离。

（2）鼓励接触者接受他人给予的支持，面对现实、接受现状、正确对待。

（3）引导接触者正确分析和判断从各个渠道接收的信息，传播和交流准确的情况。

（4）鼓励接触者与他人进行信息交流，释放紧张情绪。

三、对不愿公开就医人群的心理干预

1. 心理应激反应

此类人群由于缺乏对疾病的充分认识，怕被误诊或隔离，可能会出现回避行为、心情焦躁不安等应激反应。

2. 心理干预原则

对其进行耐心劝导，加大支持，合理引导。

3. 心理干预措施

（1）对此类人群进行知识传递，普及防病、治病知识，消除其恐惧心理。

（2）鼓励他们及早就诊，利于自己，利于家庭，利于他人。

（3）引导他们抛掉耻辱感，正视疾病。

四、对大众的心理干预

1. 心理应激反应

大众容易产生恐慌，不敢出门，盲目消毒，失望、恐惧、易怒，有攻击行为；或者过于乐观，有症状反应时抱侥幸心理拖延就医等应激反应。

2. 心理干预原则

对大众进行健康宣传及防病、治病知识普及，指导其积极应对疫情，消除恐惧心理，按照规定要求做好适宜、合理的防护。

3. 心理干预措施

（1）为大众提供准确、及时的各类信息。

（2）纠正大众错误认知。

（3）与大众交流，并对其适应性行为进行指导。

（4）引导大众不歧视患病和疑似患病人群。

（5）提醒大众可能的并存问题（如饮酒）。

（6）指导大众对照新冠肺炎的发病症状，进行自我症状识别。

（7）鼓励大众在身体健康的时候力所能及地帮助他人，给予他人心理支持；在怀疑自己被感染时积极自助，能行走的情况下，戴好口罩自行到医院就诊。

五、对抗击疫情一线医护人员的心理干预

新冠肺炎疫情暴发以来，广大医护人员勇敢逆行，不眠不休地奋战在抗击疫情的最前沿，奋战在救死扶伤的岗位上。他们在自身直接面对危险的同时还要帮助他人，承受着巨大的心理压力。随着疫情的升级，医护人员的工作量不断加大，严峻的疫情、短缺的医用物资、不足的人手，以及患者和家属焦躁不安的情绪，都让医护人员经历着超高的身心负荷。这时，心理干预工作就显得格外重要。

（一）医护人员出征前的心理干预

1. 心理应激反应

医护人员在接到被派往疫情一线工作时大多会激动兴奋和紧张担心。激动兴奋，是因为想到自己即将加入抗击疫情的一线，与众多同仁一起用自己的专业知识和技能去帮助疫情发生地区的民众，这让医护人员很有成就感和自豪感，同时，能够亲身与凶猛的疫情正面作战，也是一次难得的锻炼和成长、提升的机会。紧张担心的是，自己被感染了怎么办？自己去抗击疫情的前线了，家人担心怎么办？一些即将出征的医生、护士并不愿意面对记者的镜头或接受采访，就是担心被父母或孩子发现，引发亲人严重的担忧；还有些医护人员不想让单位领导对外公布出征人员名单，也是担心家人看到后有阻力。

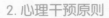

2. 心理干预原则

引导医护人员及时接受政策宣教和健康宣教，积极掌握正确的防护知识，服从大局听指挥。

3. 心理干预措施

（1）了解医护人员此时的应激反应，教会他们一些简单的应对应激、调控情绪的方法。同时进行预防性晤谈，公开讨论他们的内心感受。

（2）给予医护人员心理上的支持和安慰，进行资源动员，帮助其在心理上对应激有所准备。

（3）让医护人员认识到出征一线既是荣誉又是考验，要努力防范病毒风险，尽量不让自己受伤害。

（二）战斗在疫情一线的医护人员的心理干预

1. 心理应激反应

医护人员持续战斗在疫情一线时会出现过度疲劳和紧张、焦虑不安、失眠、抑郁、悲伤、委屈、无助、压抑，面对患者死亡或病患激增的挫败感、无力感、自责感，也会出现担心自己被感染、担心家人在家中缺少照料、害怕家人担心自己等应激反应。也有一些医护人员因过于专注工作，当患者病情出现好转时会有

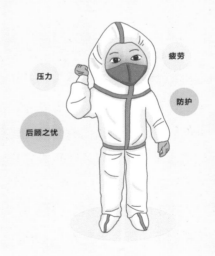

亢奋、拒绝合理休息的反应，意识不到透支带给自己的伤害，不能较好地保证自己的健康。

2. 心理干预原则

引导医护人员正确防护，服从大局，同时要减轻压力，定时轮岗。有一般心理问题时要及时进行自我调节，有严重心理问题时应及时寻求精神科或心理科医生给予帮助。

3. 心理干预措施

（1）引导医护人员为人为己严格执行各项防护措施。

（2）引导医护人员严格执行规章制度，按照规定每日报告个人身体情况。

（3）指导医护人员使用减压行为，减少应激反应。

（4）要求后方单位消除一线医护人员的后顾之忧，安排专人进行后勤保障，隔离区工作人员尽量每月轮换一次。

（5）必须合理排班，安排适宜的放松和休息，保证充足的睡眠和规律的饮食。尽量安排定点医院一线人员在医院附近住宿。

（6）鼓励医护人员在可能的情况下尽量保持与家人和外界的联络和交流。

（7）医护人员若出现失眠、情绪低落、焦虑时，可主动寻求专业的心理危机干预或心理健康服务，也可拨打心理援助热线或进行线上心理咨询，有条件的情况下可进行面对面心理危机干预。持续2周不缓解且影响工作者，需由精神科或心理科医生进行评估诊治。

（8）医护人员若已发生较为严重的应激症状，应当及时调整工作岗位，并寻求专业人员帮助。

（三）出现心理崩溃或职业耗竭的医护人员的心理干预

1. 心理应激反应

奋战在一线，身着密不透气的隔离服，不能饮水，不能上厕所，承担着高危险性、高强度的工作，他们的精神高度紧张，心理压力巨大，甚至会出现心理崩溃的情况。医护人员出现心理崩溃的征兆和表现有：

（1）身体方面。易疲劳、体能下降。由于身心极度疲劳，休息与睡眠不足，易产生生理上的不适感，如晕眩、呼吸困难、胃痛、紧张、无法放松等。

（2）心理反应。表现为应激相关反应和人际冲突。如与他人交流不畅，情感迟钝或易激惹、冲动。对自己经历的疫情感到麻木与困惑，因心力交瘁、精疲力尽而感到生气，感到不够安全。睡眠出现问题，经常做噩梦，注意力集中困难，决策困难，缺乏耐心，与他人关系紧张，因治愈病人的增幅缓慢而对疫情防控失去信心，对他人失去信任感，等等。

（3）职业困扰，耗竭感。觉得自己帮助不了被感染的人，进而怀疑自己的职业选择，产生无价值感，甚至感到绝望和无助。觉得自己软弱、内疚和羞耻，认为自己的问题与病人相比微不足道。觉得自己本可以做得更好、更多，怀疑自己是否已经尽了最大的努力，进而产生罪恶感。对于自己本来是抗击疫情的人但却需要接受他人帮助的境遇感到尴尬与难堪。

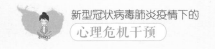
2. 心理干预原则

提醒医护人员立刻放下工作，进行休息调整，评估其心理行为和躯体反应，帮助其调整心态，同时请精神科或心理科医生进行会诊治疗。

3. 心理干预措施

通常在医护人员进入一线工作 2~4 周后会陆续有心理崩溃和职业耗竭的现象出现，这时就需要加强对这个阶段医护人员心理干预的等级。

（1）建立同理心，充分理解他们。医护人员穿上防护服进入病区后，每天接待大量的病人，他们休息不好、工作超负荷，还存在感染的风险，因此在医护人员身上出现上述应激反应也是正常的，要给予充分的理解。医生也可以睡不着觉，该用药帮助睡眠就用药，不用认为自己是钢筋铁骨铸就的，不会倒下，不要认为平日里都是让患者用药自己怎么还需要用药。

（2）引导医护人员认清自己面临的处境。要让他们明白，作为医护人员，他们可能会认为自己对人们的安全和健康负有责任，因此他们压力的一个主要来源就是每日的工作，尤其是长时间超负荷的工作，再加上可能存在沟通不充分，工作区域存在安全隐患等问题，以及目击甚至直接经历像死亡这样可怕的事情等，所有这些体验都会影响医护人员的身心状况。

（3）要求后方单位及时解决医护人员的后顾之忧，安排专人进行后勤保障，定期进行人员轮换。

（4）指导医护人员采取措施让自己休息和复原。

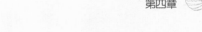

第一，让医护人员认识到花时间休息和复原非常重要。要让医护人员明白他们目前所产生的应激反应和职业耗竭已经提醒他们需要休息了，但这并不意味着临阵脱逃，相反是为了保全实力，为了更好地投入战斗。

第二，鼓励医护人员在接受心理干预帮助的过程中对心理危机干预工作者或其他信任的人讲述自己在危机中的情况及工作体验。

第三，引导医护人员认可自己成功帮助了别人的地方。

第四，引导医护人员学会内省，认可自己干得不错的地方，接受做得不足的方面，并承认在当时情况下，能做的事情是很有限的。

第五，鼓励医护人员积极接受精神科或心理科医生的帮助和治疗。

第六，劝导医护人员在条件允许的情况下，重新开始履行职责前，必须先让自己休息和放松。

第七，鼓励医护人员找到放松和娱乐的方法，安排好休息和娱乐。

（5）帮助医护人员学会管理压力。

第一，引导医护人员回顾曾经有效帮助过自己的应对办法，思考什么样的方式能让自己保持放松。

第二，劝导医护人员避免不必要的伤害，如尽量不去其他疫情更为严重的现场等。

第三，提醒医护人员尽量保持合理的工作时间，不要让自己精疲力尽。如合理进行工作分工，危机急性期实行轮班工作，保证规律休息。

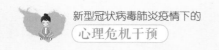

第四，鼓励医护人员允许自己存在一些负面情绪，并及时表达和宣泄出来，找到表达的方法。

第五，鼓励医护人员同事间相互支持，适时地将自己的感觉和经验与同事讨论、分享，杜绝相互指责。

第六，鼓励医护人员巩固和完善自身的社会支持系统，同朋友、亲人或其他值得信赖的人交谈。

第七，提醒医护人员引导家人相互照顾，或调用必要的资源，使家人得到照顾。

第八，提醒医护人员减少酒精、咖啡因或尼古丁的摄入量，避免使用非处方药品。

第九，帮助医护人员减轻挫败感。让医护人员认识到，疫情发生后，人们可能面临很多问题，他们没有责任解决所有问题。如果医护人员不能帮助人们控制疫情传播或对已感染的患者进行有效治疗，不要感到挫败，他们只需要做力所能及的事情就很了不起，要认可自己做出的每一个医疗活动、每一次救援活动，它们对防控疫情、对患者的康复都有价值！

第十，鼓励医护人员告诉自己，自己没有办法用一个动作，或一次性地照顾到所有的病人，因此病人的等待是必须的。

记住：疫情的延续、病人的增多不是医护人员的问题！

六、对既往有精神障碍群体的心理干预

自身有精神疾患的群体，他们原本就对外在压力或突发事件较为敏感。在新冠肺炎信息的影响下，这类人员的病情可能因此而加重。医护人员及家属应对他们的病情多加关心，患者自身也需要多学习调适方法。

1. 不同精神障碍患者的心理应激反应

（1）精神分裂症。妄想型精神分裂症患者可能会出现与疫情相关的妄想症状，如认为恐怖分子在空气中撒播病毒、食物中有病毒污染或对手要用病毒害他等。

（2）抑郁症。抑郁症患者原本就比较悲观，什么事都不想做，疫情面前更会觉得活在世上确实是多灾多难，连呼吸空气都会得病，心情会更加低落，觉得无望无助，容易哭泣，症状加重，甚至可能出现自杀念头。

（3）躁郁症。躁郁症患者可能会觉得自己身体很好，不需要戴口罩，情绪易受影响而较暴躁，较易与人发生争执、冲突，也有可能在未经仔细评估下主动想帮忙做防疫工作，把自己暴露在可能被感染的环境中。

（4）恐慌症。恐慌症，尤其是合并空旷恐惧症的患者，原本到人多的地方就容易因恐慌而不敢出门，现在可能更会因担心被感染而不敢出门，或出门后觉得压力大、心情紧张，易增加恐慌而需随时带药在身上。

（5）社交恐惧症。社交恐惧症患者原本就害怕跟人交往，疫情下可能会更加逃避社交场合，只想躲在家里。

（6）强迫症。强迫症的许多患者原来的症状就包括怕脏，常常要洗手洗很久。现在可能碰到什么东西都害怕有病毒而洗手更频繁、更持久，以致造成双手脱皮或龟裂。严重者连家门都不敢出去，会反复检查、清洁家中物品，不敢跟人说话。

（7）创伤后应激障碍。过去曾受到重大创伤（如经历过SARS）的患者，容易受到新冠肺炎事件影响，再度产生强烈的害怕、无助或惊慌情绪，甚至不断想到过去发生的疫情而无法集中注意力，造成失眠等。

（8）广泛性焦虑症。这类患者容易因疫情导致的心理压力而引起焦虑症复发，常会出现不安、肌肉紧张、注意力不集中或失眠的症状，会不断担心新型冠状病毒可能影响到自己。

（9）身体疾患或疑病症。这类患者原本就觉得身体有很多病痛，看过很多医生都找不到原因。最近可能会因有点感冒或咳嗽，就担心是否感染上了新型冠状病毒，但对就医又觉得犹豫，从而更增加了焦虑不安的情绪。

（10）睡眠障碍。这类患者可能由于白天接收过多的资讯，从而产生焦虑情绪并延续到晚上，造成晚上入睡困难。

2.心理干预原则

对这类患者要进行正确宣传和知识普及，加强对他们的管理，积极治疗其原有精神疾病，加大社会、家庭支持力度，宽容对待他们，并给予他们尊重和信任。

3.心理干预措施

（1）加强对这类患者原有精神疾病的治疗和管理，规范合理用药，给予他们更多的心理支持和关爱，加强心理疏导，确保其原有精神疾病稳定。

（2）不歧视患者，相信并尊重患者，宣传与新冠肺炎相关的正确知识，鼓励其服从规定要求，加强疾病防护。

（3）进行正确的信息传播和交流，确保患者知晓相关信息，加强与患者的正确交流，释放患者的紧张情绪。

新型冠状病毒肺炎疫情下的

心理危机干预

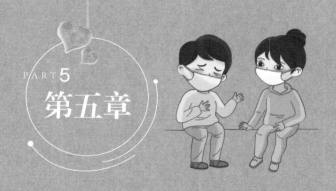

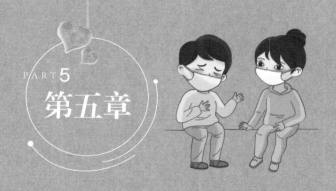

PART 5

第五章

心理危机干预的方法、常用技术及注意事项

心理危机干预的主要目标是降低急性、严重心理危机和创伤的风险，减少疫情危机或灾难创伤所带来的严重后果，促进个体从疫情危机和灾难创伤事件中恢复或康复，干预的及时性、迅速性是其突出特点，有效的行动是心理危机干预的关键所在。为了达到上述目标，更好地指导心理危机干预实践工作，有必要遵循一定的工作流程，掌握干预策略和治疗技术，建立一个实用的心理危机干预程序。

一、心理危机干预常用的方法

（一）建立共情

建立共情也就是建立同理心，需要心理危机干预工作者有一定的认知理解能力，运用反应式倾听技术，了解被干预者情绪反应背后真正的原因，而不是单纯地只看到被干预者的情绪状态。共情不是通常说的同情，建立共情最重要的是反应式倾听。例如，被干预者说他有一次腹泻，之前通过媒体了解到腹泻也是病毒感染的一种症状，于是就很害怕，担心自己就是那种感染之后出现腹泻症状的人。心理危机干预工作者可以问："你听到这个消息紧张吗？"被干预者回答说："我在网上查看了关于腹泻和病毒感染的相关信息，有一篇文章里说，出现腹泻下一步就会死。"心理危机干预工作者问："除了腹泻你还有其他的表现吗？有没有咳嗽、发热等？你的腹泻是越来越重了还是越来越轻了？今天与昨天相比有变化吗？"被干预者回答说："这些都没有。"心理危机干预工作者说："没有别的症状，单凭腹泻是不能诊断为新型冠状病毒感染的。"被干预者恍然大悟道："原来是这样啊。"这些解释被干预者显然是听懂了，如果心理危机干预工作者不断地说："你刚才在说什么，你怎么能这样想呢？"被干预者就会感觉对方没听懂，就会不想再继续交流。

同理心需要认知能力，它不是同情心，不需要看到被干预者悲伤就一起掉眼泪，上面所说的反应式倾听，就是听懂了被干预者腹泻背后焦虑的原因。

（二）与他人多交流，建立社会支持系统

疫情发生时，人们经常会感到自己孤立无援。这时可以建议其多与朋友交流，相互鼓励，沟通感情，加强心理上的相互支持，这是做好心理危机干预工作的一个重要措施。面对疫情，被干预者如果得不到足够的社会支持，将会增加应激相关障碍的发生概率；相反，个体对社会支持的满

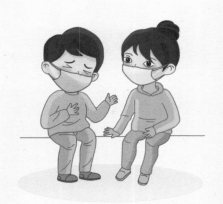

意度越高，应激相关障碍发生的可能性就越小。家庭和社会的良好支持是避免应激相关障碍发生的保护因素。对被干预者来说，从家庭亲友的关心与支持、心理工作者的早期介入、社会各界的热心援助，到政府全面推动疫情防控措施，这些都是有力的社会支持，可以极大缓解被干预者的心理压力，使其产生被理解感和被支持感。但要注意避免无防护措施的面谈，鼓励通过打电话沟通、上网聊天、发短信、发微信等方式进行交流。

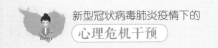

（三）提供准确信息，选择性接收信息

面对疫情，政府的权威信息传播得越早、越多、越准确，就越有利于维护社会稳定和缓解个体的不良情绪，因此，需要给被干预者及时提供权威、准确的信息。

疫情发生时每天都会出现无数条关于"疫情前线"的消息，这时我们接收的信息不是越多越好，而是越可靠越好，所以我们应更多地接收官方的消息。可以将重要、可靠并能给我们力量的官方媒体设为"特别关注"；减少刷手机微信"朋友圈"的时间，尤其不要在睡前刷一些"负能量"的微信群，可以选择退群来保护自己。

（四）帮助确诊患者顺利度过恐慌阶段

确诊病例人数、疑似病例人数、死亡病例人数不断地增加，疫情地图上的红色也在持续加深和蔓延，这些都会让人恐慌。一时间，不要恐慌和消除恐慌的声音此起彼伏，恐慌又成为我们新的敌人，大家欲除之而后快。

恐慌远没有我们想象得那么可怕，它是伴随着人类繁衍和成长一路走来的，它和威胁有关，当生命感受到威胁时，必定会产生恐慌。

一方面，人一旦感到安全，恐慌就会减弱或消失。所以，缓解疫情造成的恐慌，必须将主要精力放在积极控制疫情、治疗疾病上面。随着疫情真正得到控制，病患真正得到有效的治疗，威胁减弱了，安全感提升了，恐慌也就自然消退缓解了。所以无论怎样，控制疫情、治疗病患永远是工作的重中之重，永远是排在第一位。

如果这些工作没有做好，我们越是强调不要恐慌，或越想消除恐慌，恐慌反而越容易被强化。

另一方面，恐慌除了来自现实真正的威胁之外，还常常来自虚假的威胁，即来自谣言。谣言是指没有事实基础，却被捏造出来并通过一定手段推动传播的言论。因此，破除谣言的影响也是有效缓解恐慌情绪的方法之一。"不听谣，不信谣、不传谣"在疫情发生后一直被反复强调，可目前谣言依然广泛地存在和传播，这是为什么呢？谣言的存在有客观因素，当威胁的具体情况还不清楚时，各种猜测会导致谣言的产生和存在。我们现在对新型冠状病毒并不完全清楚，探索研究它也需要时间。从这个角度来说，谣言的产生也是必然的。另外谣言产生也有主观因素，即在某种情绪或心态的影响下，破坏性的信息被有意或无意地制造了出来。当然别有用心地刻意制造谣言者，也是存在的，虽然数量不多，但要警惕和识别。

在当前的大环境下，产生一定的恐慌情绪是完全正常的，对绝大多数人来说恐慌是人生的自然经历，应该允许人们自然地表达恐慌，慢慢地去理解和接受恐慌。

如果一直处在恐慌紧张中，可以尝试一些放松的技巧，也可以跟家人倾诉或者打电话给好朋友，还可以尝试做一些有趣的事分散注意力。如果做了很多努力仍然感到紧张，还可以打心理援助热线给专业人员，寻求他们的专业帮助。总之一定要相信，办法总比困难多！

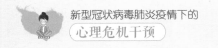
新型冠状病毒肺炎疫情下的
心理危机干预

（五）提供积极的应对方法

理解、支持、安慰，给予希望和传递乐观精神，可使被干预者看到光明前景，有效地应对危机。例如，对于疑似被感染者在留观住院检查、等待排除被新型冠状病毒感染的时间段可以为当事人提供远程心理支持，有条件的情况下也可提供当面的心理援助，这会有助于疏导当事人恐惧、恐慌的强烈情感和负性情感带来的压抑。

（六）疫情发生地区民众的日常应对方法

疫情发生地区民众不妨采用下面的一些措施来应对日常生活中的压力和负面情绪。

（1）学习和了解心理危机的知识，要能意识到自己不是孤立无援、脆弱失常的人，自己的反应也是人类对于疫情的正常应激机能。

（2）可以通过面谈、电话交流、微信聊天、短信沟通等方式向亲人、朋友或者医生讲述自己的感受和症状。

（3）与其他受灾人群建立远程联系，彼此支持。

（4）能够意识到自己出现了紧张、恐慌的情绪。

（5）通过听音乐、做深呼吸、练瑜伽或其他方式来进行放松。

（6）投入到工作中或参与社区活动，转移注意力。

（7）健康饮食，注意多喝水。

（8）保证充足的睡眠。

（9）有感染症状出现时及时就医。

（10）当一种方法不能有效控制自己的症状时，应向专业的心理危机干预工作者求助。

（七）配合药物治疗

躯体症状的改善可以影响到个体情绪的改变，因此应针对个体既往的躯体疾病及时给予相关药物的对症治疗。对于恐惧、恐慌、焦虑情绪严重及明显影响睡眠的患者，可给予抗焦虑及助眠类药物。

（八）建立心理危机干预的机构和网络，积极开展心理援助

完整的心理危机干预体系应包括物质支持、医疗危机干预、卫生防疫、心理救助等方面的内容。

为更好地开展疫情心理危机干预工作，应由各省、自治区、直辖市疾病预防控制中心牵头，组织各学科专家建立各级心理危机干预机构，形成网络体系。可由热线电话、健康网站、心理咨询门诊、监测评估中心等构成网络的不同经纬。在卫健部门的工作中，应有专人负责本地区各类人群的精神卫生问题，加强对心理救助专业人员的培训与指导，并对各级医院急诊科、社区卫生人员、基层干部逐步进行心理危机干预的专业培训，以保证其在疫情发生后，能快速有效地对受灾者及其家属进行心理疏导。

二、常用的心理危机干预治疗技术

（一）支持性的心理干预技术

对经历疫情人员的心理干预来讲，支持性的心理干预技术是不可缺少的，不论在疫情的早期还是晚期，都可以使用这项技术。

这项技术包括认真的聆听、细心的陪伴、适当的疏导、无条件的接纳、由衷的尊重、深切的理解、充满爱意的同理心等。这些心理学专业训练的基本技能对帮助经历疫情人员的心理康复至关重要。

（二）稳定化技术

疫情发生后，破坏的是人的五个方面的需要，即安全、信任、控制、自尊和人际关系。人们会感觉将受到环境和他人的感染，失去对自己及周围人的基本信任，失去对世界的安全感和对自己生活的掌控感。有些人很难接受自己，也很难亲近他人。

稳定化内容包括了躯体的稳定化、社会方面的稳定化、心理的稳定化。

（1）躯体的稳定化主要包括：识别和处理躯体症状，药物治疗，照顾自己的身体。

常用技术包括：蝴蝶抱技术、自我安抚技术、现实感练习等。

（2）社会方面的稳定化主要包括：安全保障，严防患者自杀自伤、伤人杀人，要远离伤人者；日常生活的正常运转；增加社会联系，如与家人、朋友、同事之间的联系；与干预者保持治疗关系。

常用技术包括：日常生活测试、不自杀自伤协议、具体生活计划、细节设计、写日记等。

（3）心理的稳定化主要包括：自我照顾；自我安抚；提高情绪耐受性，增进情绪调控能力；暂时与创伤刺激隔离。

常用的技术包括：自我安抚技术，如安全屋、内心花园等。

（三）负性情绪处理技术

鼓励经历疫情人员对他们经历疫情之后的情绪变化，或是具体的创伤情景进行表达和宣泄。引导他们重点描述那些让他们有痛苦体验的经历。让他们结合自己的创伤经历，有重点地描述那些强刺激性画面，表达创伤经历及刺激画面所诱发的痛苦情绪，使其负性情绪得以外化。这个"语言加泪水"的过程可以有效地使被干预者的负性情绪得到宣泄，减轻被干预者的心理应激反应，使其及早面对现实，进行心理创伤的修复。

（四）正性资源替代技术

采用经历疫情人员所经历的事件进行引导，让其挖掘自身资源，找到能让他们感动的、感受到人性光辉且带给其温暖的有力量的画面或事件，同时体验与这些温暖画面或事件相联系的正性情感，使

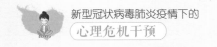
其对创伤记忆的认知和体验更加积极，以完成正性资源对负性情感的部分替代，达到负性情感与正性情感之间的平衡。

（五）放松技术

放松技术又叫放松训练，是指使有机体从紧张状态松弛下来的一种练习过程。放松有两层意思，一是肌肉松弛，二是消除紧张。

放松训练的直接目的是使肌肉放松，最终目的是使整个机体活动水平降低，达到心理上的松弛，从而使机体保持内环境的平衡与稳定。

放松可以产生与紧张不安、恐惧恐慌相反的生理效应，如心率减慢、外周血流增加、呼吸平缓以及神经肌肉松弛等。许多方法和技术可以使人产生深度的肌肉放松，其技术原理为放松状态下大脑皮层的唤醒水平下降，交感神经系统的兴奋性下降，机体耗能减少，血氧饱和度增加，血红蛋白含量及携氧能力提高，消化功能提高，有助于调整机体功能，提高心理能力。放松的方法有呼吸放松、想象放松、静坐放松、自律放松等。

向被干预者简要介绍放松训练原理及常用的放松方法，如"呼吸放松法""感受呼吸温差放松法"等。并用口述指导语的方式示范放松训练，让被干预者体验放松带来的身心舒畅和轻松的感觉，并学会这种放松技巧。

以下是放松训练指导语，可以让被干预者跟着心理危机干预工作者的指导语去做放松训练：

意识到你的呼吸，不要用力地呼吸，只要去感觉你的呼吸变得缓慢和深沉。

在你吸气的时候这气会带到腹部的下方，并且意识到在你每次吸气时你的下腹会微微地鼓起，在呼气的时候所有的气完全地呼出，将自己所有的烦恼也一起呼出，并感到全身心非常沉重，下沉到地板里，感到你自己深深地陷入地板里，越来越沉，沉入地板里……

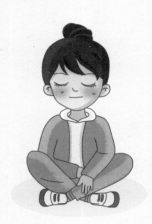

你感到很平静，你的全身心正在放松，而在你每次缓慢的呼吸中，你将更加地放松，闭上你的双眼吧！

你的眼底感到非常沉重和放松，它能感到舒服的沉重，是那样的放松。

你现在感到平安、祥和以及宁静。当你慢慢地呼吸：吸气……呼气……你的身心感到非常沉重和放松，所有的紧张和压力都消失了，随着你脖子后的肌肉放松而消失了，延伸到你的脊椎下方，整个胸部的肌肉都放松了、放松了，紧张和压力都消失不见了，你的全身心都已经放松了，你的手臂和双手感到非常放松，轻轻地摆在两旁，而你的双腿延伸到你的脚掌，也感到非常沉重和放松，你的双腿和脚掌感到非常沉重和无力；你的全身正渐渐地往下沉，越沉越深，全身心地感到温暖和放松，在你下沉的时候，放松吧，越来越放松。

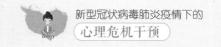

在你的心里升起一股暖流，而你的脸上也浮现出微笑。你的身体正恢复健康。现在开始慢慢地恢复你的意识，观察你的呼吸，注意到你休息的时候，你的呼吸变得多么平静和缓慢，现在开始稍微刻意地去呼吸，让每次吸气延长一点、加深点，而当你呼气时，感觉到充沛的精力撒播在你的全身。

现在我们要开始活动一下，召回身体的感觉，移动一下你的手掌和手指头，移动一下你的脚掌和脚趾头，将你的头由一边慢慢地转向另一边，慢慢睁开你的眼睛，适应一下光线。

呼气……开口用力呼出所有的气，这是新的一天，感受那股平静、祥和的感觉，还深深地留在你那里。它将一直留在你的心里。

通过放松训练可以达到三个目的：一是对干预进行进一步的整合；二是平复在暴露创伤时造成的紧张情绪；三是让被干预者学习到对抗焦虑、紧张等情绪反应的技能，鼓励他们依靠自身力量缓解一些一般性的心理反应。

三、实施心理危机干预的注意事项

1. 对疫情的了解应建立在实地调查、慎重分析的基础上

如果仅通过对被干预者的直接询问来掌握事态的发展，将会使被干预者陷入对创伤刺激的再体验中，导致情况进一步恶化。

2. 给被干预者营造舒适的环境

尽量设法使被干预者从经历疫情的情感重压中解脱出来，努力为之营造一个包容、关怀和理解的氛围，使被干预者有自由的空间。

3. 帮助被干预者重建"新的世界"

被干预者在经历创伤后，会变得意志消沉，降低对事物的兴趣。此时，心理危机干预工作者应该帮助他们重新树立生活的信心，帮助他们明确生活目标，了解他们心理上的需求，在此基础上从心理、环境等方面进行合理的安排。

4. 要保持干预的持续性

心理危机干预需要专业人员来实施，不能一蹴而就。同时，心理危机干预具有长期性和合作性的特点，需要多方联合，给予被干预者数月或数年的心理治疗。

5. 及时转介

当心理危机干预工作者自己能力有所不及的时候，要及时将被干预者转介，避免被干预者遭受二次创伤或贻误治疗时机。

四、心理危机干预的六个"不要"

1. 不要妄自推测感染者正在经历和曾经经历了什么。

2. 不要假设每个人在疫情中都会受到心理创伤。

3. 不要做病理性归因。被干预者在身处疫情之中时所表现出的绝大部分急性应激反应都是可以理解并且可以预料的，不要将这些反应贴上"症状"的标签，或者用"诊断""病情""病理"或"障碍"之类的术语来描述。

4. 不要用驳斥的态度与被干预者交谈，也不要过于专注他们的无助、软弱、过错或残疾，而应专注他们在疫情中所采取的有效行动或在他人需要时所表现出的助人行为。

5. 不要假设每一个感染者或经历者都需要或愿意与心理危机干预工作者交谈。通常以支持性的方式和平静的态度陪伴被干预者，就能使他们感到更加安全、更有力量。

6. 不要盘问疫情过程的过多细节。不要猜测或提供可能不准确的信息，如果心理危机干预工作者无法准确回答被干预者的问题，应尽力去了解事实。

五、心理危机干预的特别提醒

1. 心理危机干预是对处于心理危机状态的个人，及时给予适当的心理援助。这不是一种心理治疗，而是一种心理服务。

2. 心理危机干预的最佳时间是遭遇创伤性事件的 24~72 小时，24 小时以内一般不进行心理危机干预。若是 72 小时后才进行心理危机干预，效果会有所下降。若在 4 周后才进行心理危机干预，心理危机干预的作用会明显降低。

3. 心理危机干预的方法是容易掌握和实施的心理治疗方法，如倾诉、危机处理（心理支持）、松弛训练、心理教育等。

4. 心理危机干预必须和社会支持系统结合起来，尤其是在遭受重大疫情灾害的地区，心理危机干预和社会工作及服务应紧密结合在一起。

新型冠状病毒肺炎疫情下的 心 理 危 机 干 预

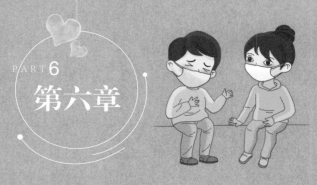

PART 6
第六章

个体心理干预流程

　　个体心理干预是指心理工作者对被干预者进行单独干预的过程。干预的对象往往有特殊的心理反应、内心冲突和深层次的问题。

　　疫情发生后个体心理干预旨在解决随之而来的心理变化、行为异常和相应的躯体症状，同时防止个体发展成慢性的精神病理状态，如创伤后应激障碍、抑郁障碍、焦虑障碍等。

一、梳理心理行为反应

1. 感染者因感染疾病而出现发热、呼吸受阻等躯体不适症状产生恐惧、恐慌等应激反应。

2. 被隔离者被转移集中安置到陌生的地方，限制了与人交往，不能与亲人在一起，生活失去规律，睡眠紊乱。

3. 身处疫情主要发生地的人员因交通阻断、活动场所受限制而心烦、心急、紧张不安。

4. 从媒体和自媒体中了解到新型冠状病毒感染的危害，产生一定的心理应激反应，出现心跳加快、血压升高、胃部不适、恶心、腹泻、头痛、疲乏、入睡困难等身体反应。

5. 有些人甚至还会出现更为复杂的心理反应。

（1）有些人变得心烦意乱、紧张焦虑、容易愤怒、容易指责抱怨，甚至行为失控。

（2）有些人感到孤立无助、沮丧失望。

（3）有些人来到医院请求医生给予验证，以排除自己是新冠肺炎患者。

（4）有些人不断对照自身的症状反应，夸大自己的症状表现，惊恐且焦灼不安。

（5）有些人甚至连睡觉都会被噩梦惊醒。

6.个别人经历疫情后出现较为严重的心理应激反应。有些人在经历传染病疫情和救助他人的过程中消耗了大量体力，精神处于崩溃边缘，具体表现为：凭空听见有人叫自己的名字、与自己说话或者命令自己做事（如脱掉衣服、丢弃财物）；凭空怀疑周围的人都是新型冠状病毒的感染者，要传染到自己，因此十分害怕恐惧。

二、理解应激反应

要让被干预者理解现在正经历的所有情绪都是正常的。只要在可控的范围内，就应该以平常心看待自己的各种情绪变化。如果出现焦虑发作，则需要接受心理危机干预工作者的帮助。

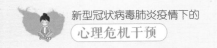

三、疏通痛苦情绪

应该向被干预者解释情绪的产生和作用，以使其理解情绪与自我及客体的关系，客观区分现实与幻想，帮助他们认识到在恐惧情境和记忆存在的情况下，焦虑并不会无限期持续，经历疫情之后出现的应激反应症状也不会失去控制。

四、重建应对方式

运用系统脱敏、角色扮演、空椅子技术等，使被干预者体会内心感受，再进行共同探讨，调整和掌握积极的应对方式和心理防御机制。

五、强化适应积极的行为

让被干预者确信只要做好防护，就是安全的。要让他们了解到，任何病毒都有其特殊的传播途径，如血液、粪便、飞沫和尘埃等。

新型冠状病毒可以证实的传播途径是飞沫传播、接触传播等。病毒需要有入口才能侵入人体，如呼吸道、眼睛黏膜等。因此，对于新型冠状病毒戴口罩、勤洗手可以大大提高安全性。只要戴好口罩、勤洗手，减少出门，减少聚会，我们便是相对安全的。

可以采用治疗性的家庭作业、电话回访、自我监督或调动社会支持系统，以强化、巩固积极的行为方式。

六、具体案例解析

案例1　回家过年恐慌

患者男性，21岁，2020年1月18日从武汉回老家过年，1月22日听闻新冠肺炎疫情，且得知病毒潜伏期可长达14天，对自身健康担心和疑虑较大，且非常担心自己家人的身体健康情况，感觉自己连累了家人。患者说："我是从武汉回来的，我完了，我被感染了，要是知道这样我就不回来了，我害了我的家人啊，我对不起我的家乡。"患者想去医院检查确诊，但听说医院检测力量不足，十分担心会被隔离而与家人分离，陷入深深的矛盾和痛苦之中。

患者虽然体温正常，但每天总还是控制不住地拿体温计反复测量自己体温，并提醒自己的家人也要测量体温。

患者亦非常害怕周围的人知道自己是从武汉回来的，害怕受到大家的责怪和歧视。一周后逐渐变得闷闷不乐，不愿与家人交谈，终日在家，什么都不想做，不愿看电视、上网，只要听到任何和疫情相关的消息就会烦躁，大发雷霆，脾气发过之后又会默默落泪，同时，食欲减退，什么都不想吃。晚上难以入睡，脑海中总会浮现出电视中看到的被隔离的重症肺炎患者的画面。

1月28日，患者自觉上述症状加重被家人带至心理门诊就诊，患者哭泣着低声说："我的潜伏期已经10天了，我感觉我发病了，早晨起来后我感觉头晕头疼，嗓子痒痒的，喝了很多水也没用，四肢发酸，全身没劲，身子一会儿燥热，一会儿又一阵阵地发冷哆嗦，医生，你说我是不是快不行了呀？"

病情分析：

患者为武汉返乡人员，在得知疫情的相关信息之后，可以看到患者出现了巨大的情绪波动，恐惧、自责、悲伤、烦躁症状明显，去医院就诊和对隔离的恐惧形成矛盾，有强迫思维及行为，饮食、睡眠欠佳，伴有头昏、乏力、四肢酸痛、一阵阵发冷发热等躯体症状。结合上述表现，患者应该是在得知自己有可能感染新型冠状病毒后的急性应激反应。

心理评估：

（1）评估引发患者应激反应的事件性质、持续时间及严重程度。通过询问可知引发患者应激反应的事件是患者2020年1月

18 日从武汉返乡，武汉市是此次新冠肺炎发生的主要地区，患者属于该疫情的可疑患病人群。此事件是患者的应激源。

（2）患者的心理特征。患者是一青年男性，21 岁，既往情绪不够稳定，自我心理调整能力不强，目前生命体征稳定，也愿意与医生沟通，应进一步了解患者既往心理创伤情况及有无经历被病毒感染的历史。

（3）患者的情绪和行为。患者目前情绪波动大，有明显的恐惧、自责、悲伤、愤怒症状，且伴有强迫思维及行为，饮食、睡眠欠佳，伴有头昏、乏力、四肢酸痛、一阵阵发冷发热等躯体症状，这些是患者经历疫情事件后的心理和生理的急性应激反应。

（4）心理危机干预工作者应该进一步完善患者汉密尔顿焦虑、汉密尔顿抑郁量表的评估，进行压力知觉量表和症状自评量表的评估，了解其应对压力的能力和心理健康水平。

心理危机干预措施：

（1）躯体方面。完善相关体格检查及实验室和影像学检查，排除新冠肺炎。考虑患者的躯体不适为心理问题的躯体化表现，可通过缓解其内心冲突、改善情绪方面去调整。

患者目前出现焦虑、抑郁情绪，且睡眠情况受到影响，可给予抗焦虑和助眠类药物降低患者的焦虑水平，改善患者的睡眠，同时建议患者可适当做些运动，缓解其焦虑情绪。

（2）社会方面。告诉患者虽然可以看到很多与新型冠状病毒相关的信息，但是获得信息的渠道应该是官方渠道，这样信息更可

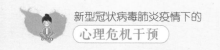
靠，也可以减少不必要的恐慌。同时告知患者离他家最近的发热门诊在哪里，如果出现发热症状请患者及时就诊，如果觉得出门很不放心，且自己又有疑问，还可以充分利用社会资源，通过网络或电话咨询有关问题。

（3）心理方面。一是可以运用稳定化技术尝试先让患者稳定下来，与医者建立稳定的关系。二是针对患者出现的躯体不适症状采用光柱疗法、放松训练来缓解患者的躯体症状。三是采用认知行为治疗。患者存在不合理的认知，且伴有灾难性反应，可向患者普及新型冠状病毒的相关知识，增加患者对疾病的了解，告知患者即使不幸感染上病毒，大部分也都是可以治疗的，从而缓解其紧张不安的焦虑情绪。四是焦点解决短程治疗。询问患者出现焦虑情绪及躯体上不舒服的症状是一直都有，还是间断出现，现在与前面相比是加重了还是减轻了，做什么样的事情会让自己情绪好些、躯体症状减轻些，让有利的行为保持下去，缓解症状。

案例 2　惊恐不已的有基础疾病的老年人

患者男性，61 岁，退休工人，高中学历，既往有高血压、糖尿病病史，血压、血糖控制情况尚可。自 2019 年 12 月以来，新冠肺炎的疫情逐渐蔓延，患者对疫情的发展时刻关注，通过网络及媒体了解到一些有关疫情的知识。2020 年 1 月 20 日后，患者了解到新型冠状病毒对人群普遍易感，老年人及有基础疾病的人群感染后病情较重，甚至会有生命危险，便紧张恐惧不已，认为自己不仅是老年人，还有一些基础疾病，担心自己感染病毒，因此不敢出门、不允许子女到家中看望自己，认为这会增加交叉感染的风险。

家中生活用品及水果、蔬菜等都是子女从超市买回送到家就离开。

患者还从网络上了解到病毒对高温及酒精是敏感的，子女离开后就用酒精喷雾喷洒房间，反复用酒精抹布擦拭窗台和灶台台面，并用蘸有酒精的拖把拖地，家中碗筷反复要求老伴儿用水煮沸后才可使用，老伴儿如果劝阻就予以责骂，认为老伴儿不注意保护自己，如果自己感染病毒会带来严重的后果。

患者看着新闻上每天报道的不断增加的确诊病例及死亡病例，担忧自己就是下一个确诊病例甚至是死亡病例，反复询问老伴儿："为什么国家还没有把疫苗生产出来？我才刚退休，好不容易可以好好休息，享受一下晚年生活，就碰到了病毒，也不知道我能不能度过今年，我要是死了，你该怎么办啊？"

患者在家中紧张、坐立不安、来回走动、忧心忡忡，感觉大祸临头，夜间睡眠情况亦较差，表现为入睡困难、睡眠浅、早醒、多梦等情况，夜间醒后常常全身大汗淋漓，夜间睡眠时间只有 3~4 小时，严重时彻夜难以入眠，同时伴有头昏、心慌、胸闷、气短、多汗等躯体不适症状。患者家人带其至急诊科就诊，后转介至心理科门诊，诊断为：焦虑状态。

病情分析：

> 患者为普通大众的一员，但因患者是老年人且有基础疾病，考虑为易感人群，对此顾虑较多。加之对网络及媒体信息不合理解读，致使其焦虑情绪突出，紧张、恐惧不安，甚至有大祸临头的感觉。有明显的强迫观念及行为，致使其产生躯体不适症状。

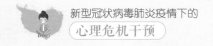

心理评估：

（1）评估引发患者应激反应的事件性质、持续时间及严重程度。此次新冠肺炎疫情使患者出现应激反应，随着疫情的蔓延，患者明显感受到了疫情对自己的威胁。该患者为 61 岁的男性，且有高血压、糖尿病病史，属于本次病毒的易感人群，加之患者对疫情疾病的知识了解不够全面，应激反应较为突出。

（2）患者既往的创伤史。患者血糖、血压控制尚可，各项生命体征平稳，本身并没有生命危险，要进一步了解患者既往是否经历过特殊重大事件，是否有过病毒暴露史。

（3）患者的情绪与行为。患者情绪波动大，明显焦虑，对自身身体健康状况担心多、顾虑大。心理危机干预工作者还应进一步了解患者既往性格和情绪状态。患者的主要问题是错误地认为易感人群等于被感染，患者获得的关于疾病的知识碎片化、不全面，其注意力完全被疫情吸引，同时，患者的社会及家庭支持相对薄弱。

（4）心理危机干预工作者应该进一步完善患者汉密尔顿焦虑、汉密尔顿抑郁量表的评估，进行艾森克人格问卷、压力知觉量表和症状自评量表的评估，了解其应对压力的能力和心理健康水平。

心理危机干预措施：

（1）躯体方面。监测患者血压、血糖情况，积极给予药物治疗，控制患者高血压、糖尿病等原发疾病，使其保持正常稳定状态；患者存在明显的焦虑情绪，且夜间睡眠情况差，可给予抗焦虑、改善睡眠药物对症治疗。

（2）社会方面。患者因为担心外出交叉感染，可以建议他通过网络与子女聊天，增加社会支持。帮助患者了解附近的医疗体系及社区工作，如果出现一些病情变化，可以方便患者及时就诊，同时，告知患者也可以通过网络或电话咨询专业医生。

（3）心理方面。一是采用认知行为疗法，告诉患者，他现在所有的恐惧、紧张不安，甚至强迫观念，都是正常的，是正常人在不正常情况下的一种正常的反应，可以被理解和接受。帮患者了解疫情的正确信息，有高血压、糖尿病病史，确实属于此次感染的高危人群，高危人群指在接触病毒的情况下，感染概率比较大的人群，但这并不意味着一定会被感染，感染的必要要素是要接触病毒。建议患者减少关注信息的频率，减少关注信息的时长，筛选信息来源。患者有强迫特征的行为模式，也是焦虑的一种表现。可以采取注意力转移及认知改善的方式，让患者做其他的事情，如室内运动、写字、画画、听音乐等，也可以尝试蝴蝶拥抱法，降低其自身的焦虑，转移注意力。

案例3　担心出差错的小丽

小丽是某医院急诊科的一名护士，23岁，在疫情蔓延期她放弃了回家过年，坚守在临床一线。急诊科工作复杂、任务多且繁重，每天需要面对各种急危重症的病人，这对于工作才一年多的护士本身就是一个挑战。又加上新冠肺炎暴发，每天会接触许多发热病人，这给小丽带来了很大的压力。小丽每天上班时需要做好防护，由于穿脱防护服花费时间长，且防护用品较为短缺，因此上班期间小丽

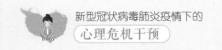
不敢喝水。每次穿上防护服后，小丽都要一再告诉自己要小心谨慎、精神集中，认真为就诊患者测量体温、提供服务。

由于担心自己出错，小丽需要反复确认患者体温、处置单，明知没有必要这样做但又控制不住，很影响其工作效率。工作期间小丽常感紧张不安，担心自己在工作中万一出错怎么办。下班回到家中，小丽虽然身体上已经感到疲惫不已，但脑海里总是反复回忆着在白天的工作中自己是否有不合理的处置，如果有不合理的地方，会产生哪些严重的后果，会不会有病人因为自己的不合理处置前来再次就诊，甚至产生生命危险；自己有没有记错患者的体温，有没有漏报发热患者，万一漏报的患者恰巧是新冠肺炎的患者，会不会造成感染扩大化。想到这些，小丽就烦躁不安，有时甚至会打电话给当班的同事询问有没有特殊的事情发生。

父母打电话询问小丽近期状况，小丽对此感到不耐烦，甚至对父母大发脾气，结束通话后小丽又后悔不已，认为现在是春节期间，自己无法回家陪伴父母，还对父母关心的话语都没有耐心，自己又很是自责。小丽的睡眠也受到了严重的影响，表现为入睡困难、多梦、早醒等，经常辗转反侧彻夜难以入睡，晨起后感到头昏、乏力、没有精神。渐渐地，乐观开朗的小丽变得少言寡语，不愿与同事说话聊天，注意力不集中，有时候领导给她安排的事情她需要一再地询问。工作中甚至出现失误，幸亏同事及时发现，避免了事故，这些都在严重影响着小丽的日常生活及工作。科室护士长带其至心理科门诊就诊，被诊断为"强迫状态"，给予药物治疗改善情绪及睡眠，适当增加运动，同时给予认知支持性心理治疗、放松训练，增加其社会支持，调整其工作岗位。

病情分析：

小丽为临床一线医护人员，且工作年限不长，缺乏面对疫情的临床经验。在疫情的蔓延期，小丽的自我要求高，做事小心、谨慎，生怕出现差错，在春节假期期间无法陪伴在父母身边，不能尽孝，致使其内心矛盾，伴有强迫观念、强迫行为，出现了情绪低落、烦躁、紧张不安、易激惹、过度疲劳、自责、无助、夜眠差等心理反应，同时有头昏、乏力、没有精神，做事注意力不集中，记忆力有所下降，工作效率下降等情况。

心理评估：

（1）评估引发患者应激反应的事件性质、持续时间及严重程度。患者为一年轻女性，在本该家人团聚欢度春节之际，遇到新冠肺炎疫情，她夜以继日地奋战在抗疫第一线，躯体上疲劳不堪，心理上每日承受巨大压力，加之患者参加工作的时间不长，经验欠缺，面对高强度的工作，更加力不从心，虽然看来患者并未遭受巨大的创伤性事件，但出现了较为明显的紧张不安和焦虑的应激反应，除情绪反应外，还有较多的强迫行为。

（2）患者既往的创伤史。心理危机干预工作者要对患者过去的经历加强了解，了解患者既往是否发生过过错事件，掌握患者既往的情绪状态和性格特点。

（3）患者的情绪与行为。患者身体状况良好，主要问题为工作强度过大、身心俱疲；远离父母、家庭、社会支持不够；注意力不够集中，强迫观念强烈。结合患者目前情况，初步诊断为"强迫状态"。

（4）心理危机干预工作者应该进一步完善患者汉密尔顿焦虑、汉密尔顿抑郁量表的评估，进行艾森克人格问卷、压力知觉量表和症状自评量表、强迫症自评量表及大五人格量表的评估，了解其情绪和人格特征。

心理危机干预措施：

（1）躯体方面。嘱咐患者增加运动量、缓解焦虑与压力。患者存在强迫观念及强迫行为，这是焦虑的最高层次，影响到其日常工作及生活，且睡眠情况差，可给予抗焦虑、抗强迫、改善睡眠药物对症治疗。

（2）社会方面。应该调动一切力量，给予患者更强的社会和家庭支持，同事和领导应该给予患者更多的关心，多与患者聊天，交流工作中的问题和感受。在单位人力资源允许的情况下，建议单位领导调整其工作岗位，防止加重患者的强迫思维及行为。要鼓励患者多与自己的家人沟通，采用多种方式，每天给父母报平安，减少父母的顾虑，同时从父母那里也可以获得一些支持。

（3）心理方面。一是提高患者心智化水平，让患者理解出现强迫的思维、焦虑情绪，与她的性格特点有关，现在面临的压力把她的焦虑情绪及强迫的思维全都激发出来了，让其充分了解自己出现变化的原因。告诉患者目前这些痛苦的主观感受都是真的，这些症状都是病的表现，但不要与其详细讨论症状本身。二是指出患者的优势，在自己医院的心理科，治疗起来更方便，而且领导和周围的同事又很关心她，尽管人手很紧张，但是也愿意给患者休息治疗的时间。告诉患者需要有必要的休息，一线工作人员要调整好了才能更好地工作。三是采用认知行为疗法。患者存在不合理的认知、灾难性反应，认为自己如果出现不合理的处置治疗，会让病人出现生命危险，如果漏报了体温，会让新型冠状病毒感染扩大化，等等。这些都是建立在患者"如果"的假设上，要用事实告诉她所担心的假设情况并没有发生，降低其焦虑情绪。

让患者认识到其工作失误是在连续工作的疲劳状态下的意外情况，任何人在这种状态下都可能发生这些错误，反复检查确认可以避免和减少错误，但绝不是说只要不反复检查就会犯错，就是错误。

让患者安排好每天的生活，保持规律的作息。借助呼吸、肌肉放松来帮助自己放松，缓慢地吸气，缓慢而彻底地呼气，让身体的肌肉紧绷后松弛，比如，握紧拳头，保持 5 秒，放松，依次对身体的不同部位进行紧绷—放松的练习。

案例 4　悲观失望的感染者

患者李女士，45 岁，1 月 14 日与一位来自武汉的朋友聚餐，18 日其朋友被初步诊断为新冠肺炎疑似病例。1 月 20 日，患者出现发热症状，故而从医学观察转入隔离治疗。进入隔离病房后，患者不愿意相信这个事情发生在自己身上，认为自己只是和朋友吃了一顿饭而已，而且自己仅有发热的症状，最高体温不超过 38℃，并没有网络上说的咳嗽、腹泻、胸闷、胸痛等症状，所以自己应该只是普通的感冒而已，一定不是新型冠状病毒感染。患者对被隔离感到愤怒不已，对每次前来给自己做治疗的医护人员态度不好，甚至对他人发脾气，直到新型冠状病毒核酸检测结果显示阳性，患者才接受被感染的现实。

患者想到自己既往看到的新闻信息，了解到这种疾病有死亡的风险，患新冠肺炎死去的人最后都是因呼吸衰竭而离世的，感到紧张、恐惧不安，担心自己也会发展成那样严重的病例，担心自己不能被治好，担心家人被感染。

患者生病恰逢春节。1月25日大年初一，患者想到自己无法陪伴在家人身边，家人亦无法照顾、陪伴自己，只能留在隔离病房继续治疗，又感自责不已。"如果我真有个三长两短，我的家人该怎么办啊。自己怎么那么倒霉就被感染上了呢，干吗非要和那个朋友聚餐啊。那个朋友也真是的，你从武汉回来还到处乱跑，不好好在家里待着。"想到这一系列的问题，患者感到头痛、心慌、胸闷不适，没有食欲，夜间睡眠情况也变差，辗转反侧、难以入眠。患者逐渐闷闷不乐，干什么事情都高兴不起来，家人与其视频聊天时也不想说话，认为自己给家人带来困扰，也不知道该和家人说些什么，每次通话都草草结束。对于医护人员的日常查房也不愿理会，有时告诉医护人员："既然都治不好了，就不要治了，还这么麻烦，增加你们的负担。"患者时常独自伤心、落泪，治疗的积极性不高。后主管医生请临床心理科会诊，诊断为"抑郁状态"。

病情分析:

> 该患者为一位确诊新冠肺炎患者,得知自己感染病毒后情绪波动,出现否认、愤怒、紧张、恐惧、焦虑、抑郁、悲观、自责、无助、失眠等应激反应,对抗争疾病失去了信心,不思饮食,应给予药物及心理治疗,同时加强社会支持力度,与外界亲人沟通、传达信息,并如实告知患者病情,增加其对疾病的了解。

心理评估:

(1)评估引发患者应激反应的事件性质、持续时间及严重程度。患者因与武汉朋友接触过,罹患新冠肺炎,正在接受隔离治疗。这是患者经历过的应激事件,虽然患者症状较轻,但在大环境下,对患者的内心冲击较大。通过访谈了解到目前患者生命指征平稳,患病后,对自己被诊断的事实有愤怒、怀疑,对疾病有很大的顾虑、恐惧及焦虑,对家人感到自责、愧疚。有时有悲观、消极念头。

(2)患者既往的创伤史。需要进一步了解患者既往情况,包括是否有过类似的暴露经历、既往情绪情况,心理稳定程度和性格特点。

(3)患者的情绪与行为。患者的主要问题是对疾病的认知不足,对自身情况过于担心、害怕,对于疾病的治疗缺乏信心,另外,家人的支持力度不够。

（4）心理危机干预工作者应该进一步完善患者汉密尔顿焦虑、汉密尔顿抑郁量表的评估，进行艾森克人格问卷、压力知觉量表和症状自评量表的评估，了解其情绪和人格特征。

心理危机干预措施：

（1）躯体方面。患者不是危重症，嘱咐其适当增加运动量，缓解压力。患者存在抑郁、焦虑、睡眠差等情况，可给予抗抑郁、抗焦虑、改善睡眠药物对症治疗。

（2）社会方面。患者与家人关系融洽，可以利用网络及电子设备让患者与其家人进行沟通，增加社会支持；可以鼓励患者与同病房的轻症病友一起听音乐、适度运动等，丰富日常生活，转移注意力，缓解焦虑情绪。

（3）心理方面。一是帮助患者了解病情及疫情发展的最新信息，可以尝试与患者沟通，告诉患者在这种事件的影响之下出现情绪低落、愤愤不平、紧张不安、悲观无助、自责等这些情绪都是再正常不过的事情，有这种遭遇的病人都会有类似的反应，这是正常人在面对不正常情况下出现的正常反应。二是采用认知行为疗法。患者有发热症状，且与武汉朋友有接触史，确诊前对自己被隔离起来感到愤怒不已，不愿意接受现实，直到核酸检测呈阳性才接受。患者通过网络消息知道了新冠肺炎有死亡病例，所以也担心自己很可能会死亡，存在灾难化反应，应纠正患者不合理的认知，同时向患者介绍新冠肺炎的相关治疗情况，增加其对疾病的了解，缓解其情绪反应。三是指出患者的优势。患者很爱自己的家人，爱是相互的，说明平时家人也是很爱患者的，所以家人都在期待着她早日康复。虽然不幸罹患新冠肺炎，但幸运的是她没有基础疾病，又属于轻症患者，所以有对抗疾病的优势，要鼓励患者相信科学，在主管医生的指导下接受精神、心理的帮助，来缓解情绪，改善睡眠，战胜疾病。四是采用正性资源替代技术，帮助患者缓解紧张、焦虑的情绪，多提及医生护士是如何努力工作，领导及社区的工作人员是如何维护秩序、控制疫情的。运用一些令人感动的、带人性光辉的、能给患者带来温暖和力量的画面或事件，以正性资源替代部分负性情感，使患者达到负性情感与正性情感之间的平衡。

新型冠状病毒肺炎疫情下的 心 理 危 机 干 预

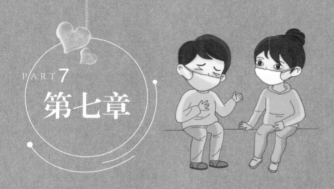

PART 7
第七章

疫情发生后大众的心理防护

　　新冠肺炎疫情已经发生，并且在全国呈现出扩散的态势，全国人民无论你、我、他都已卷入其中，深受影响。疫情面前我们无路可退，要行动起来，采取积极措施，与周围的人共渡难关。

一、我们努力做到

1. 从正规渠道了解疫情的最新动态与信息。

2. 选择政府安排的隔离场所（尽管没有家里舒服，但至少是安全的）。

3. 处于疫情中，要多理解、多包容，要避免发生冲突，保护好自己和大家的利益。

4. 尽量按时吃饭，充分饮水，不以自己平素的好恶挑拣食物。

5. 注意保暖，特别是夜间。

6. 如果有慢性病（如糖尿病、高血压），请不要忘记按时服药。

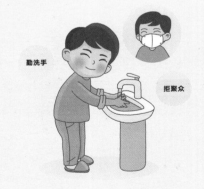

7. 注意卫生，保证食物、饮用水和手的清洁，特别要注意勤洗手，在公共场所戴口罩，尽量少到人多的地方去。

8. 在可能的情况下保持与家里人通话，让他们安心，同时感受他们的关心和温暖。

9. 在隔离场所的群众不要总是坐、躺、站在同一个位置，争取就近活动身体，最好每天坚持 6 次以上，不要担心活动时会被别人笑话。

10. 保管好自己的钱物，避免因钱物丢失使心情低落。

11. 尝试着对周围与自己有同样经历的人微笑或说句鼓励的话，简单沟通会增强安全感。

12. 若察觉自己有异常的症状，或发现他人有异常症状，要尽快到医院咨询或寻求相关医护人员的专业帮助。

二、何种情况需要寻求心理援助

如果你或周围的人有下列的感受或状况，并持续超过 2 周，那么请尽快就医或向专业心理危机干预工作者求助。

1. 恐惧，无安全感。

2. 对自己或是其他任何人失去信心。

3. 自尊丧失，感觉羞耻、痛恨自己。

4. 感觉无助。

5. 感觉空虚。

6. 感受变得迟钝及麻木。

7. 变得退缩或孤立。

8. 睡眠状况恶化。

三、在疫情中如何保持心理健康

随着疫情的扩散，焦虑和恐慌也在蔓延。面对关乎生命的大事，感到焦虑和恐慌是正常的，因此，我们要在高度重视疫情的前提下，采取适当措施调适压力，减少疫情对心理的冲击，保持心理的健康。

（一）照顾好自己

1.尽可能维持正常的生活作息，要有适当的休息，尽量保持生活的稳定性和规律性，适当运动锻炼，合理饮食充分饮水，保证按时睡觉和高质量的睡眠。

2.列一个令自己感到愉悦的清单，并执行它。做什么事情会令自己开心，列出来，去执行。例如，允许自己哭一哭，写出自己的想法或感受，玩一些不费脑子的小游戏，进行适当的运动，深呼吸，抱抱可以慰藉你的物体，泡泡热水澡，与人聊天等。

（二）处理负向情绪

1.减少因信息过载带来的心理负担

在危机时，尽量控制自己每天接收有关信息的时间不超过一个小时，关注必要的信息，不道听途说，在睡前不过分关注相关信息。

2. 与自我对话，自我鼓励

人类都有一种自言自语的能力，不论是大声地或无声地，可以利用这种能力训练自己克服艰难的挑战。可以这么告诉自己："它可能不好玩，但我可以应付它""这会是一段很重要的经历""我不能让焦虑和生气占上风"。

3. 坚持运动

运动可以帮助我们减少精神上的紧张，增强心血管的机能，提高自信心，减少沮丧等。哪怕已经被隔离，也要尽量在被隔离的地方做适当运动，这样有助于调整心态。

4. 正向思维

面对疫情信息时，要注重留意事实和数据，例如，发病率、死亡率、治愈率、医疗方法的发展、新的药物等，根据事实，判定自己的担忧是否合理。以合理的态度看待事情，尝试以更广阔的角度了解疫情的影响，疫情会带来短暂的影响，但最终会被我们战胜。要保持对前景的盼望，即使在危急时期，也不要忽略在我们身边的美好事物。

即使我们很担心自己和家人会受到感染，感到有心理压力时，也建议你继续正向思维：不能肯定将来会怎样，但这一刻我仍然拥有健康，我可以继续努力生活。我也可以提醒我的亲人，保持个人和家庭卫生，戴口罩，认真洗手和消毒。我可以加倍留意自己和家人的身心健康，让自己有开心的时间。即使我真的生病，也会有很多人陪我一起面对。

（三）正确面对恐惧、恐慌

面对疫情可以借用有效经验，沉着冷静，科学应对。

1. 恐慌反应的产生

当人们意识到灾难和危险来临的时候，通常都会出现恐惧、恐慌等负性情绪。我们害怕危险来临会危及自己或亲人的安全和生命。恐慌和恐惧会使人心跳加速、忧心忡忡、惶惶不可终日，进而出现心悸、气急、出汗、四肢发抖、甚至大小便失禁等植物神经功能紊乱的症状，使人情绪失控，行为失当。

2. 恐慌的积极效应

面对灾难和危险，人们出现恐慌是一种必然，是人类应对不正常情况的正常反应。这些反应在一定的程度范围内，不仅是正常的，甚至还有增加生存机会的作用。例如，民众在这次疫情中购买和使用口罩，避免不必要的外出，不去高危的场所，积极获取相关医疗信息等都是恐慌下的积极应对。

3. 恐慌的消极效应与应对

过度的恐慌会导致一系列身心损害，甚至会带来社会后果，造成次生灾害，这种社会层面的心理次生灾害所造成的负面影响可能比灾害本身更为严重。次生灾害可以造成包括生理、心理和社会层面的损害：

（1）生理损害——易患疾病。短期内的焦虑和恐惧，会使人处在"应激"状态中，人的内在生理机能被激发，如分泌肾上腺素来应对危机。但是，如果这种状态持续时间过长，就会造成免疫和内分泌功能的损害，直接导致免疫力下降，引发疾病。目前，治疗新冠肺炎没有特效药，人们自身的免疫能力就成为最重要的一环，因此，降低恐惧、恐慌的程度并减少其持续的时间非常重要。

（2）心理损害——压力传递。恐惧和焦虑的核心体验是危险和失控，人们急于重新获得可控感，会做出不理性的应对行为。因此，抗击新型冠状病毒感染，领导者和管理者要管理好自己的压力和情绪，防止传递压力，起到稳定民心的作用。

（3）社会损害——谣言四起。当疫情发生，情况尚不明了，危险尚未解除时，人们希望获得可控感，会对危险信息变得更加敏感，对信息量的需求变大，这为谣言的滋生提供了肥沃的土壤，此次疫情发生后，一些谣言就加剧了人们的恐慌。恐慌情绪的相互传递、传染又在不断"印证"谣言的"可信性"。在这样的情况下，灾难本身造成的实际危险可能只影响到几万人，而谣言造成的社会危害远大于此。因此，更要提高信息的辨别能力，不信谣、不传谣。

4. 面对疫情下的恐慌应该做什么

人们之所以会感到恐慌，是因为失控，因此，科学、有力、有序的行动，是恢复可控感和安全感，应对恐慌的最有效措施。

（1）信息透明与有效的信息管理。在抗击新冠肺炎疫情的战斗中，政府要成为权威信息的主要发布者，要实时发布全程透明、真实可信的信息。以此应对谣言和不明确信息、负面信息所造成的不必要的恐慌等情绪、行为传染。

作为大众的一员，要重点关注权威、科学的信息，只字片语、来源不明的信息不阅读、少阅读、不相信、不传播。作为媒体、自媒体不要根据主观臆断或被自己的焦虑、恐慌情绪推动去传播不确实的消息，谣言止于智者，事实才是智慧。

（2）提供心理疏导服务，加强社会支持。恐慌情绪客观存在，负面信息越读越恐慌。政府和各级心理机构要提供心理疏导服务，让恐慌的情绪有出口，并传递科学、可信的信息。

（3）全力支持和相信政府，采取坚决果断措施。危机面前危险与机遇并存，发现和改变共在。之前中华民族经历的危机我们都已战而胜之，这一次也一定能够取得胜利。越是危机，我们越需要在科学指导下，全力以赴支持政府，采取各项措施减少疫情的扩散。

（4）调整心态，迎战危机。新冠肺炎疫情危机，受到直接影响的还是一部分人，作为绝大多数的普通百姓，要在危机中调整好心态，在正确的自我保护的基础上减少过度恐慌对自己造成的负面影响。

要相信科学，相信抗击其他疫情的成功经验，冷静应对。要根据专家和政府的建议，采取必要的措施，继续自己的生活，做好自己所能做到的事情。对于自己控制不了的事情，要相信各级政府。当人们遭遇困难、压力和恐慌时，更需要亲密关系的支持和滋养。要通过各种方式加强与家人和朋友的联系，对身边的人也要尽可能地给予积极主动的关心和帮助。

四、心理创伤的自我应对与修复

面对新冠肺炎疫情，人们的内心多少都会掀起波澜，甚至受到伤害，心理创伤可以从以下几个方面进行自我应对与修复。

第一，在最近一段时间内，减少对载有相关信息的图片、视频或文章的浏览，因为这些画面会唤醒人们的负性记忆，引发一系列的不良情绪，加大心理创伤。不要不停地去网上搜索相关信息，网络上真假难辨的信息，很可能会加重恐慌感，要相信疫情早晚会过去。

第二，也可以使用一些手段进行适当的自我调适，例如，承认现实（疫情已经发生，既然无法挽回不如接受结果，关注于自己还保留的，而非失去的），及时交流（与他人交流既是一个减轻心理压力的过程，也是一种获得心理支持的方法），适度宣泄（如果不愿意与他人面对面倾诉，或许可以尝试将此时的心情写下来，就算是大哭一场都可以帮助你释放负面情绪）。如果你的亲戚、朋友受到了此次疫情的影响，也请你用合适的方式，善待他们，帮助他们重整心理，调整情绪，渡过难关，获得成长。

第三，留心周围人的表现。要留意自己亲人、朋友的表现。观察他们是否有创伤后应激障碍的症状，包括做相关噩梦、尖叫，对某些场景恐惧、回避，情绪上容易受激惹、发怒或低落；还可能并

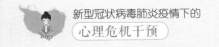
发焦虑、抑郁、物质依赖等多种精神疾病；也可能并发高血压、支气管哮喘等躯体疾病。要特别关注是否有轻生的极端念头，若观察到这类状况，最好立刻回到他们身边，给予他们安慰和支持。

第四，寻求专业帮助。如果发现自己或家人已经有心理障碍的倾向了，应马上去寻求专业的心理支持。心理危机干预工作者会帮助被干预者及时宣泄情绪，避免负性情绪的阻塞、压抑和沉积。若有必要，精神专科及心理科的医生可以通过生物治疗的方式（比如用药）帮助被干预者减轻焦虑。

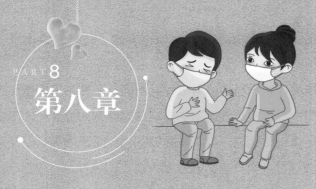

PART 8

第八章

疫情中常见的心理问题解答

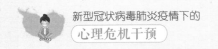
一、确诊患者常见心理问题解答

1. 为什么是我被感染？我怎么这么倒霉，我恨传染病毒给我的人。

答：愤怒是在重大负性应激事件后出现的一种正常情绪反应，没有人愿意生病，也没有人愿意把疾病传染给别人。这种愤怒会持续一段时间，要去接纳它，但不要被愤怒情绪所裹挟。可以允许自己哭泣，或者通过视频、语音的方式向亲人、朋友、心理治疗师表达这种情绪；或者通过撕纸、拍打枕头来发泄愤怒。同时，更重要的是，要将注意力转移到治疗上，良好的心态有助于提高我们的免疫力，帮助我们战胜疾病。

2. 我被隔离，快崩溃了，什么也做不了，我该怎么办？

答：面对突如其来的打击，部分人可能出现崩溃和失控的状态，特别是在重大疫情发生时，面对疾病的威胁，更容易出现上述情况。这时，可以在隔离区做一些有助于稳定自己情绪和身体康复的事情，比如给亲朋好友打电话，做适度的运动，看看搞笑视频，听听新闻，拍打身体，等等。通过视觉、嗅觉、听觉、味觉、触觉去感受周围的一切，恢复一些掌控感。

3. 我整天都在担心、恐惧，害怕好不起来，怎么办？

答：在重大疫情发生时，被确诊为感染患者，我们会感到压力很大，出现焦虑、紧张和恐惧等负性情绪，这是一种正常的反应。随着病情的好转，包括周围的人陆续好转出院，这些负性情绪会随之减轻。也可以通过以下方法去主动调适：一是安排好每天的生活，保持规律的作息，在非治疗时间可以聊天、看书、听音乐、学习、进行室内运动等。二是专注地做一些事情，比如专注于呼吸，专注地看、闻、听、摸、吃某一样东西，在室内专注地行走，关注行走时脚和腿的感受。三是通过呼吸、肌肉放松等方式来帮助自己放松，缓慢地吸气，缓慢而彻底地呼气，让身体的肌肉紧绷后松弛，比如，握紧拳头，保持 5 秒，放松，依次对身体的不同部位进行紧绷—放松的练习。如果这种情绪仍然持续存在，或者进一步加重，就要向医生寻求专业帮助。

4. 感到沮丧、无助，高兴不起来，对什么都不感兴趣，怎么办？

答：这是重大创伤之后出现的一种情绪反应。这种情绪反应比较轻的时候，我们可以采取以下办法来缓解：一是给自己做"饼干罐子"，在纸条上分别写下十件想做的事情，放在一个罐子里，每天抽取一条去做。二是运动。三是写情绪日记。四是倾诉和表达。五是寻找希望和支持。如果自我调适效果不好，这些情绪还得不到缓解或继续加重，就要向医生寻求专业帮助。

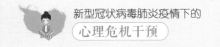

5.有时候，我感到很绝望，生活没有意思，甚至想一死了之，怎么办？

答：如果有上述情况，并且还出现情绪低落和兴趣减退，那么你可能进入了抑郁的状态。这不是因为你软弱，也不是你不够坚强，这与很多因素有关，比如这次的打击，本身的性格、遗传、大脑神经递质的改变等，这完全不是你用意志力就能克服的，你一定要告诉医生，寻求专业的帮助。

6.我经常出现心慌、头昏、乏力、肌肉酸痛等与呼吸无关的症状，是不是病情加重了？

答：出现上述症状可能有两个原因，第一个原因是病毒感染所致，会随着整个病情的好转而逐渐好转；第二个原因是紧张、焦虑所导致的躯体化症状，当焦虑症状缓解后，上述症状也会随之减轻。

7.我已经被感染了，我非常担心家人的健康，他们也非常担心我，怎么办？

答：保持和家人的联络，尽量通过视频、语音联系，避免单向的文字交流。要多了解家人的近况，告知家人自己的现状，告诉家人你是如何接受治疗的。要多和家人谈谈生活中的趣事，彼此互相鼓励和支持。

二、医护人员常见心理问题解答

1. 有时感到心慌心悸、食欲不好，放松不下来，情绪不稳定，怎么办？

答：这是正常的，是应激状况下的反应。说明你需要适当的休息了。建议抽时间和同事聊聊天，给家里打个电话，保证饮食和睡眠。如果有可能，在办公室里做点适度的运动，同事之间相互做做按摩。

2. 想跟同事们一起奋战，我可以不休息吗？

答：不可以，每个人都需要休息。目前国家卫生健康委员会明确指出，一线工作人员要"安排适宜的放松和休息"，只有调整好了自己的状态，才能更好地工作。

3. 当有患者医治无效死亡时，我们感到很难受、无力，甚至内疚，我们该怎么办？

答：面对这样的情况，医生们都有类似的感受。不用责怪自己，医学本不是万能的，这次的疫情是全人类的战斗，不是我们个人能控制的。如果同事们情绪不好，可以给彼此一个拥抱，彼此相互安慰和支持。

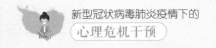
4. 我们一直在单位抢救病人，特别想念家人但又不敢跟家人联系，害怕自己在电话里哭出来，让他们担心。

答：非常理解你们的担忧，家人是你们坚强的后盾，要多和家人交流，告诉家人你的思念和担忧，别担心自己会哭出来，告诉他们你真实的想法，这样可以让彼此更安心。

5. 总担心防护不到位，怕被感染，怎么办？

答：理解你的担忧，你是一线的战士，感谢你，向你致敬！请确保自己的防护措施，保护好自己！可以跟同事、领导说出自己的感受，相互帮助和支持能让你放松一些。

6. 我的同事在工作中被感染了，我很担心他，我感到沮丧无助，怎么办？

答：看着同一战壕里的战友倒下了，担忧、无助，害怕自己被感染都是很正常的。请做好防护措施，保护好自己。可以写些温馨的话给他看，给他鼓励的笑容和手势，也鼓励他多与亲朋沟通。如果发现自己或同事持续心情低落，整个人变得忧郁时，就要向心理医生寻求专业帮助。

三、疑似患者常见心理问题解答

1. 我为什么要被隔离？

答：你之所以被隔离，是由于新冠肺炎属于乙类传染性疾病，需要隔离确诊患者和疑似病例。隔离是为了让医护人员对你进行进一步观察，万一不幸被感染，医护人员就能在第一时间对你进行救治。由于新冠肺炎潜伏期多为 2~14 天，为了你的生命安全，要请你在医院隔离两个星期。

2. 在隔离观察期间，我总是在侥幸觉得自己没有被感染与感觉自己已经被感染之间纠结，我该怎么办？

答：感觉没有被感染，给自己一个正性暗示，这是非常好的自我鼓励方式。当然，如果感染了，也不用担心，因为你已经在医院里了，现在有良好的医疗保障，你可以得到更科学、更安全的治疗。现在你需要通过规律作息、适度运动、均衡饮食、保证充足睡眠等方法来提高自身的免疫力，帮助自己有效应对疾病。同时，你可以更多地进行积极的自我对话，例如："虽然我现在感觉很害怕，但是我相信我可以照顾好自己。""虽然我现在处境很难熬，但是我相信我可以度过这个时期。"

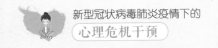
3. 我感觉被隔离期间的时间过得非常慢,想要快点结束这一切,是否有方法让我能快速地度过这个隔离期?

答:隔离期确实是非常难熬的一段日子,但是隔离不等同于隔绝,你可以通过各种方式与自己的亲人、朋友进行沟通,及时表达、宣泄自己的感受和情绪。你也可以给自己的时间做一个大致的规划,如看书、锻炼、进食、睡觉、听音乐等,当生活保持一定的规律时,你会更有掌控感。

4. 我经常突然感到心慌、气紧,甚至有窒息的感觉,但检查后血氧饱和度正常,又没有肺炎,这是怎么回事?

答:这是情绪处于高焦虑状态时的身体反应,主要表现为植物神经功能紊乱的一系列症状,比如心慌、胸闷、气紧、头昏、四肢麻木,甚至有人会出现窒息和濒死感。这种状态常持续数分钟到数十分钟不等,间歇期一切正常,医学上把它叫作急性焦虑发作。这个时候你需要给自己一个正性的暗示,"一切很快会过去",让自己平静下来。你也可以通过聊天、做放松训练、听音乐、阅读等方式缓解焦虑症状。如果频繁发作,请积极寻求精神科医生和心理医生的帮助。

四、患者家属常见心理问题解答

1. 家人已经被确诊，会不会治不好了？

答：2003 年 SARS 死亡率为 10%，2012 年 MERS（中东呼吸综合征）死亡率为 35%，2014 年"埃博拉"致死率约接近50%。就目前情况看，新冠肺炎的死亡率约为 2.2%（数据截至2020 年 1 月 29 日 19:14）。根据中国疾病预防控制中心 1 月 27日发布的《2019 新型冠状病毒疫情进展和风险评估》，有基础性疾病、年龄大的患者容易发生重症和死亡，因此推测重症肺炎比例应该低于 16.4%，病死率也会低于 3%，因此不必过分担忧。

2. 作为病人家属，我担心被别人嫌弃，不好意思和别人联系，怎么办？

答：这不是你的错，任何人都不想被感染或去感染别人。现在是特殊时期，隔离病毒但不隔离爱，大家完全能理解你。你可以尝试通过线上的多种形式和朋友保持联系，你会发现他们仍然是很关心你的。

3. 作为病人家属，我已经过了隔离期，但还是每天在家反复消毒，控制不住，怎么办？

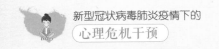

答：家人被感染了，自己也被隔离过，出现这样的行为可以理解，这是过度焦虑所导致的。其实，你只需要做到勤洗手、科学佩戴口罩、少聚集、保持室内通风就不会被传染。你也可以通过转移注意力的方式改善这种情况。

4. 作为病人家属，我会控制不住自己去关注疫情的消息，我该怎么办？

答：作为病人家属，出于对家人的关心，你对病情的担忧程度会比普通人高一些，因此你会特别关注疫情相关的消息。建议你关注权威平台发布的信息，对疫情了解得越详细、越多、越客观，你的担忧会越少。

五、军人和警察常见心理问题解答

1. 每次执勤一想到要接触群众，我就很紧张，怕被感染，我该怎么办？

答：紧张、担心、怕被感染等都是正常的反应。为了克服上述反应，建议你：一是要了解科学知识，做好防护；二是挑选权威主流的信息渠道，了解真实可靠的新冠肺炎知识；三是关注信息要适度，每天控制在一小时左右；四是要提高对谣传信息的鉴别能力。

2. 我很担心在老家的亲人感染新型冠状病毒，怎么办？

答：在这样的形势下，我们当然会牵挂和担心家人。可以和家人多联系，了解家人的近况，一起讨论新冠肺炎的知识，并提醒家人做好防护。

3. 看到刚接触过的群众被隔离观察了，我好难过和无助，我该怎么做？

答：看到刚接触过的群众被隔离观察了，我们当然会感到担忧和难过，会因为帮不上忙而感到无助，甚至担心自己被感染。但隔离观察并不是确诊，密切接触者需要隔离进行健康询问及医学检查，这是为了更好地保护他和大家。另外，即使隔离期间他确定受到了感染，也能在第一时间得到更好的治疗。如果很想做些什么帮助他，你可以通过网络和他交流，倾听他的感受，鼓励他积极配合治疗，让他感到被陪伴、支持和理解。

4. 再危险我都会义不容辞地投入工作，但我内心还是会害怕和恐慌，怎样才可以做到不害怕？

答：恐惧是人的一种本能，可以保护我们远离危险。有一种恐惧是来源于不了解，人对未知的事物总是充满恐惧的，但如果我们了解后，就不会那么害怕了。医护人员直接和病人接触，也没有被传染，因为他们做好了防护措施。要通过权威渠道，了解真实可靠的新冠肺炎知识，了解其传播途径、防护方式和治疗进展，并在日常工作中做好防护，如此，害怕和恐慌就会得到缓解。

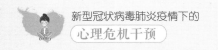

5. 个别群众不理解、不配合工作，我好委屈，还有点愤怒，我该怎么调整？

答：不用刻意压抑这些情绪，要允许自己有委屈或愤怒的负面情绪，并找到合适的途径表达这些复杂的感受。你已经做得很好了，绝大多数群众都是心怀感激的。大部分人都明白你们的辛苦，感恩你们的付出。你没有办法一次性地照顾到所有人，疫情的蔓延、病人的增多不是你的错。个别群众不理解、不配合工作，甚至指责抱怨，表面上是对外界不满，实际上是对自己内心那种无力感和无助感的掩盖，并不是你做得不好，而是群众没办法处理这种情绪。面对这样的群众，你可以试试《非暴力沟通》中提到的技巧，即先观察、倾听，再体会群众的感受、需要和请求，最后给群众反馈、解释和建议。

6. 还有其他缓解紧张的方法吗？

答：可以把担心或紧张的事情说出来或写下来，或者专注地做你感兴趣的事情。在空闲时发发呆或做做"白日梦"，或者打开你的五官去"神游"一趟。

六、行政管理者常见心理问题解答

1. 最近工作繁杂，缺乏头绪，工作效率低，我该怎么办？

答：在突发情况下，我们常常会感到千头万绪，不知该抓哪头，这个时候可能更需要我们沉着冷静地开展工作。可以将各项工作按照轻重缓急进行分类，划分为四个象限：第一象限是紧急而重要的，第二象限是紧急但次重要的，第三象限是重要而次紧急的，第四象限是次紧急次重要的。按这个顺序进行处理，也许能提高工作效率。

2. 最近连续几天入睡困难，睡得不踏实，白天精力不够用，应该如何调节？

答：在高压情况下，确实容易出现短暂性睡眠困难，这与我们的焦虑状态有关系。建议睡前两小时不要使用任何电子产品，可以看枯燥乏味的书籍或打坐调息。一定要有睡意才上床，否则继续看书或打坐。如果中途醒来，让自己平静地躺在床上休息，不要刻意去想事情，更不要强迫自己再次入睡。早上定时起床，中午尽量不午睡。

3. 最近工作和生活中容易烦躁，忍不住想发火，容易发脾气，应该如何调整？

答：这是一种焦虑情绪没有得到及时排解所带来的行为表现。

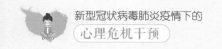
建议及时寻找适当对象（心理医生或心理热线）来表达负面情绪，或者通过写日记的方式，对生活与情感进行记录，来排解这种情绪。还有其他排解情绪的方式，比如做运动，听音乐，通过呼吸调节，或通过无伤害方式发泄（撕报纸、打枕头、大吼大叫、哭泣等）。

4. 最近做事情谨小慎微，经常担心一不小心酿成大祸承担不了责任，怎么办？

答：每一个人都在自己的岗位上认真落实疫情防控责任，只要事务处置得当，特殊情况下也要因情施策，不必有太大的担忧。有时候我们做事情越反复去想越容易想出问题来，这个时候我们可以先把让你着急的想法放一放，将注意力放在一件一件具体的事情上面，等你把事情都完成了，再回过头来看的时候，你就会突然觉得这些担忧其实不是那么有必要。

5. 不断承担自己职责之外的工作，工作成果又不尽如人意时，感到委屈和糟心，我应该如何面对？

答：这确实是各类管理者常见的心理体验之一，我们应该接受自己的真实体验，接受自己有一定的负面情绪，并且要适当表达这种负面情绪。行政事务千头万绪，有分工而且常有交叉，当前全力抗击疫情，领导和下属都在并肩战斗，要加强沟通和协作。

七、健康焦虑者常见心理问题解答

1. 为什么看到新闻上有什么症状，我的身体就会出现类似的反应？

答：这是在高焦虑状态下常常会出现的一种情况，是自我暗示所导致的身体反应。它和器质性疾病出现的症状有很大的不同，第一，症状持续时间短；第二，症状相对轻微；第三，症状常常容易变化，出现多系统、多部位的症状，且容易受暗示的影响。

2. 我现在关注的不仅仅是疫情报道，对其他不好的消息也特别敏感和在意，越不想看反而越要看，搞得自己心神不宁，怎么办？

答：这也是焦虑状态下的一种正常反应，在面对突然到来的压力时，我们都会进入一种叫"应激"的状态，使得我们在情绪、生理、思维和行为上发生许多改变。出现对负性事件特别敏感以及无论什么事都往最坏的方面去想的情况，这就是处于焦虑之下思维改变的重要表现之一。此时，需要明确地告诉自己，这些想法都是焦虑所带来的，并非事情本身。针对这个情况，提供以下两种应对方式：

（1）减少关注频率，缩短关注时长，筛选信息来源。尽量控制自己每天浏览疫情相关信息的时间（一个小时以内），特别是睡前不宜过分关注相关信息，减少干扰，减少因信息过载引发的心理负担；要浏览关注来源于权威媒体和网站的信息。

（2）给自己制订生活计划，并执行。让自己的生活丰富起来，寻找让自己开心放松的事情，如听音乐、适当运动、阅读、深呼吸、练瑜伽、看电影、写日志、插花、学习烘焙等。

3. 每天隔一两个小时就要洗手和消毒一次，而且频率越来越高，完全受不了了，知道没必要，但是控制不住自己，怎么办？

答：这是一种带有强迫特点的行为模式，也是焦虑的一种表现。可以采取注意力转移及认知改善的方式加以调整。

（1）注意力转移，顾名思义就是当要做强迫行为时，尝试转移自己的注意力，做其他的事情，可以是运动、写字、画画、听音乐等让你感觉到愉悦的事情。以下推荐蝴蝶拥抱法。

双手交叉放在胸前，中指指尖放在对侧锁骨下方。可以选择闭上眼睛，或者睁开。将双手想象成蝴蝶的翅膀，像蝴蝶扇动翅膀一样，缓慢地、有节奏地交替摆动自己的双手，可以先左手，后右手。缓慢地深呼吸，留意你的思绪和身体的感受。在这一刻，你在想什么？脑海中有什么？听到了什么？体会你的想法和感受，不做评判，把这些想法看作天空飘过的云彩，云彩来了又去，我们只需要看着它们飘远，不去评价它们的样子和好坏。

（2）认知层面改变，可以采用自我辩论法，如分别列举自己被感染以及不会被感染的证据和可能性，分析探索，从而减少强迫行为。可以与不合理信念进行对话，试着思考这些问题，如可怕的事情真的会发生吗？我是不是太绝对化了？

4. 自从疫情出现后，过去有的焦虑症、抑郁症、强迫症都复发或加重了，我应该怎么办？

答：在一种应激状态下，已经康复或处于稳定状态下的精神类疾病，可能出现复发或加重的情况，若出现这样的情况，建议寻求专业医生的帮助。根据情况的不同，医生会给予你心理治疗、药物治疗或两者联合治疗。

5. 最近总是做梦，都是噩梦，反反复复的，睡着了也感觉不踏实，怎样才能让睡眠变得好一些？

答：首先做梦是非常正常的睡眠过程。噩梦的发生，往往与做梦者当时所处的高压状态有关。目前处于应对疫情的非常时期，出现噩梦，也就能理解了。反复的噩梦也恰恰反映出自身处于焦虑的状态，可以尝试让自己放松一些，睡前一小时尽量不要看手机新闻，不关注疫情动态，不把不安情绪带到床上，以柔和助眠的活动代替看手机、思考计划等行为。

6. 看到与疫情相关的新闻，就感觉呼吸困难，发热、出汗，甚至发抖，怎么办？

答：这样的情况往往是因为大量的消息带来了过度的情绪刺激，是情绪处于高焦虑状态时的身体反应，主要表现为植物神经功能紊乱的一系列症状，如心慌、胸闷、气紧，头昏，四肢麻木，甚至有人会出现窒息和濒死感。这种状态常持续数分钟到数十分钟不等，间歇期一切正常，医学上把它叫作急性焦虑发作。在这个时候你需

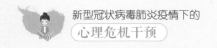

要给自己一个正性的暗示："一切很快会过去"，让自己平静下来。也可以通过聊天、做放松训练、听音乐、阅读等方式帮助自己缓解焦虑症状。如果频繁发作，请积极寻求精神科医生和心理医生的帮助。

八、普通大众常见心理问题解答

1. 一旦感染上这个病，是不是就特别容易死亡？感觉好害怕！

答：从目前的病例来看，多数患者治愈后状态良好，少数患者病情危重，死亡病例多见于老年人和有慢性基础疾病者。保持积极的心态、适当的锻炼、良好的休息，可以提升自己抵抗病毒的能力。

2. 对疫情信息特别关注，越关注越害怕，但不关注又不放心，心里特别矛盾怎么办？

答：这属于正常反应，相信很多人都有。建议关注权威媒体（如人民日报、新华社、央视新闻等）发布的信息，你对疫情信息了解得越清楚、越客观，恐惧感就会越轻。

3. 这个疫情还有多久才能解除呢？我是不是需要囤积一些应急物品，防备生活物资短缺？

答：现在权威媒体每天都有最新进展情况公布。疫情可能还会持续一段时间，但是囤积物资是没有必要的，因为当前党和政府把工作的重心全面聚焦在抗击疫情上，不仅要确保医疗物资供应，更要确保我们的正常生活物资供应，因此不必太过担心。

4. 一旦出现发热或者感冒症状，是不是要立即去医院就诊，去什么样的医院比较好呢？

答：我们有可能患上的仅是普通感冒，如果出现轻度发热的情况，应先自我居家隔离，服用常规感冒药，同时拨打当地疾控热线电话；如果体温持续升高，咳嗽等呼吸道症状持续加重，请佩戴口罩到正规医疗机构发热门诊就诊，以防耽误病情。

5. 我发现镇上有些人照常打麻将、走亲串户，好像也没出啥问题，我是不是也可以那样做？

答：在非常时期心存侥幸，觉得自己可能没有那么倒霉，这是一种对自己和家人的财产和生命非常不负责任的想法，甚至会给社会带来恶劣影响，造成重大损失。防控疫情的标准做法是不出门、不串门、不聚餐，因特殊原因外出一定要科学佩戴口罩，勤洗手、勤通风、吃熟食。

6. 国家有难，我很心痛，很想去当志愿者，可以吗？

答：此次的疫情不同于地震等其他自然灾害，需要严防死守，保持社会有序和稳定很重要。希望为疫情发生的主要地区做一些贡献的心情很值得理解，精神很值得称赞，但一定要听从党和国家的安排。

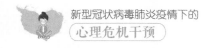

参考文献

[1]张桂青. 心理创伤与心理危机干预[M]. 北京: 中国劳动社会保障出版社, 2015.

[2]张桂青. 突发公共事件后的心理创伤与心理危机干预[M]. 乌鲁木齐: 新疆人民出版社, 2014.

[3]James R K. Crisis intervention strategies[M].7th ed.Belmont, CA:Brooks/Cole, 2008.

[4]Gilliland B E, James R K. 肖水源, 译. 危机干预策略[M].北京:中国轻工业出版社, 2000.

[5]Belkin G S.Introduction to Counseling.Dubuque[M].La William C Brown, 1984.

[6]Greenstone J L, Levitòn S C. Elements of crisis intervention: crisis and how to respond to them[M]. 3rd ed.Belmont, CA:Brooks/Cole, 2011.

[7]Spitzer R L, Kroenke K, Williams J B, et al. A brief measure for assessing generalized anxiety disorder: the GAD−7[J]. Arch Intern Med, 2006, 166 (10) :1092−1097.

[8]杨晓沙, 况利. 正念认知疗法在强迫症治疗中的研究现状[J].四川精神卫生, 2019, 32(01):78−80.

[9]许思安, 杨晓峰. 替代性创伤: 危机干预中救援者的自我保护问题[J]. 心理科学进展, 2009(03):570-573.

[10]余萍. 心理创伤及PTSD常用量表研究[J]. 神经损伤与功能重建, 2010, 5(04):293-296.

[11]刘天放. 防疫心理干预措施应尽快落实[N]. 中华工商时报, 2020-02-04(003).

新型冠状病毒肺炎疫情下的 心 理 危 机 干 预